人体是如何工作的

〔波〕乔安娜·康恰克　卡塔日娜·皮茨卡◎著
〔波〕尼考拉·库哈尔斯卡◎绘
俞　佳◎译

我的爸爸马克斯长得非常像爷爷，他的工作很忙。

我的姑姑安娜，她是爸爸的妹妹，也是爷爷奶奶的女儿。他们四个人都戴着眼镜。

这是我的妈妈玛格达，大家都说我长得跟她一模一样。

姑父安德鲁，他是姑姑的丈夫，托西娅的爸爸。家里只有他和托西娅的眼睛是棕色的。

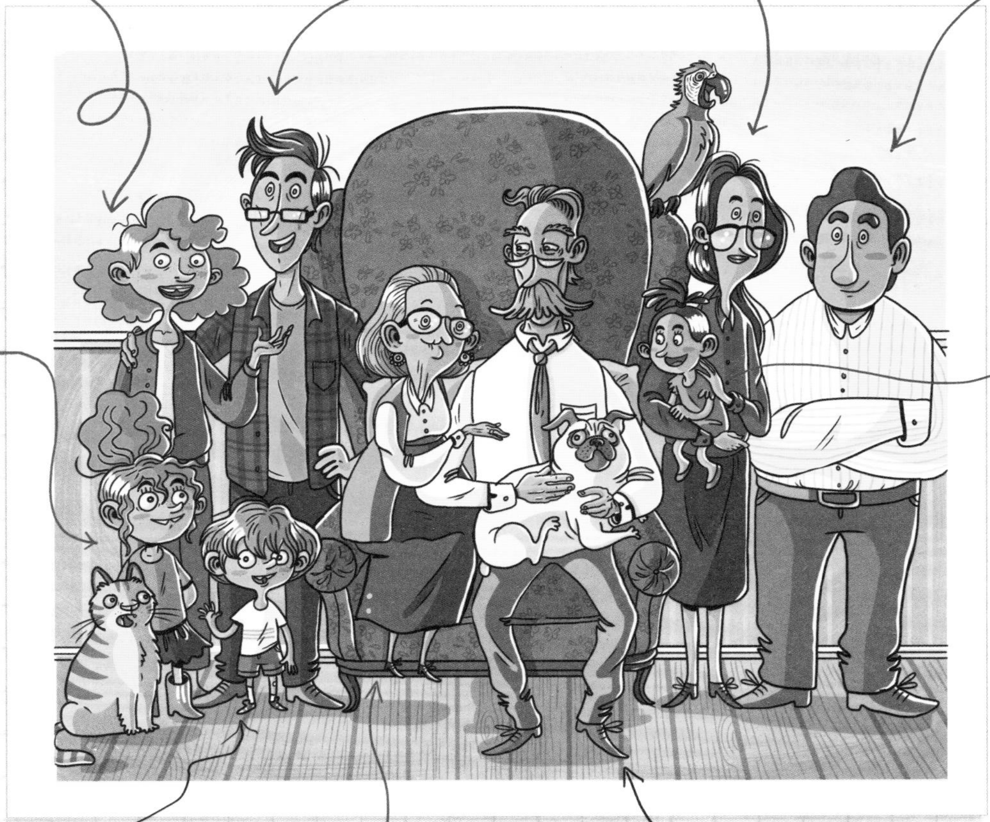

我叫克拉拉。我的一个理想是长大后成为一名医生或者护士。我对人的身体非常感兴趣，经常问爷爷我们的身体是如何工作的。

托西娅是我的表妹，她是家族里最小的成员，一年前她还在姑姑的肚子里。

我是卡洛，我非常爱我的妈妈。

我的奶奶玛丽娅。奶奶非常聪明，她喜欢玩数独，还喜欢做烘焙，她可以做出世界上最美味的草莓纸杯蛋糕。爸爸说他遗传了奶奶有耐心、沉着冷静的优点。非常遗憾，这些优点我没有继承下来。

我是克拉拉和卡洛的爷爷伊格那茨。最近，克拉拉对自己的身体非常好奇，经常问我关于身体的问题。我非常高兴能成为她的“问题解答员”。

中国轻工业出版社

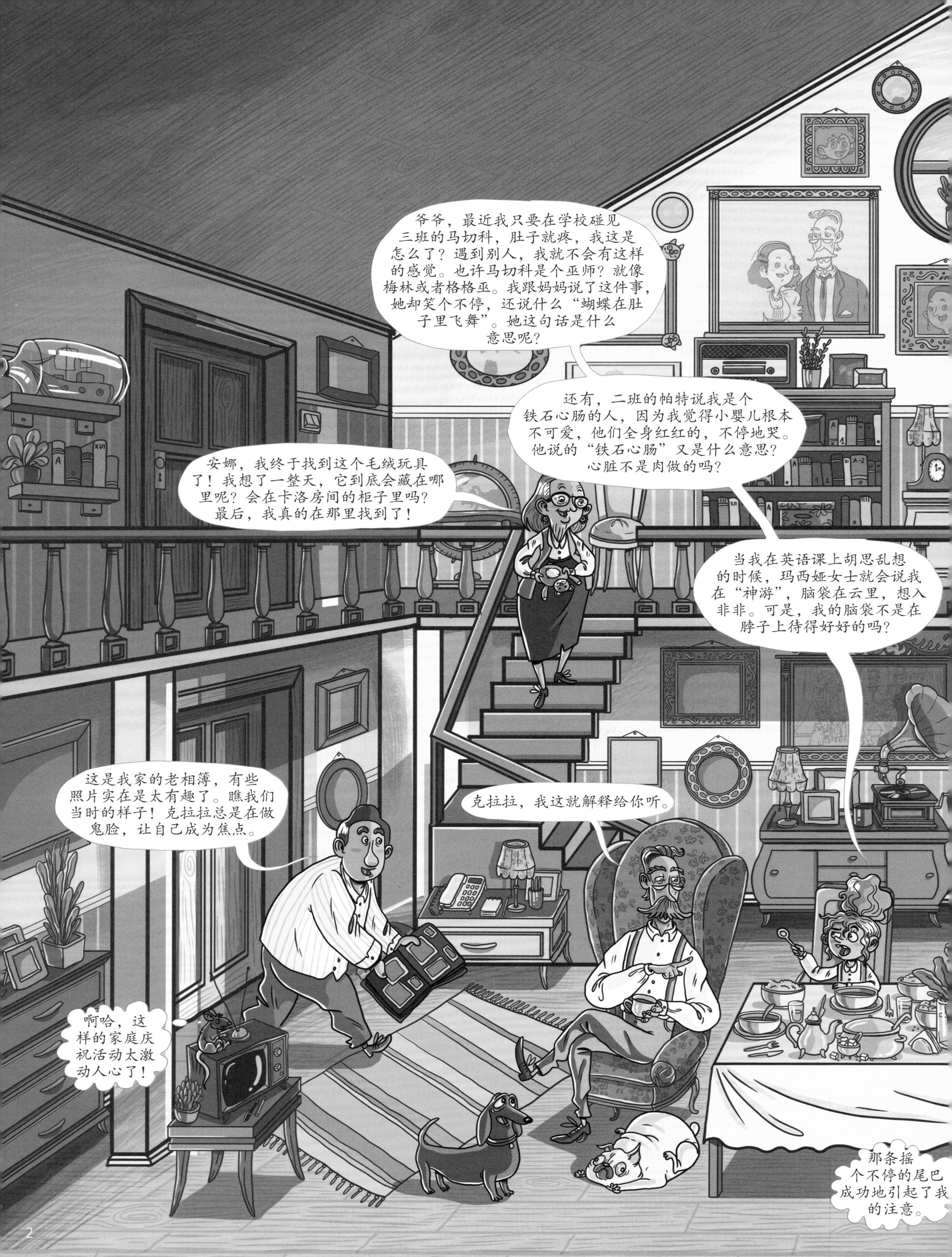
爷爷，最近我只要在学校碰见三班的马切科，肚子就疼，我这是怎么了？遇到别人，我就不会有这样的感觉。也许马切科是个巫师？就像梅林或者格格巫。我跟妈妈说了这件事，她却笑个不停，还说什么“蝴蝶在肚子里飞舞”。她这句话是什么意思呢？
还有，二班的帕特说我是个铁石心肠的人，因为我觉得小婴儿根本不可爱，他们全身红红的，不停地哭。他说的“铁石心肠”又是什么意思？心脏不是肉做的吗？
安娜，我终于找到这个毛绒玩具了！我想了一整天，它到底会藏在哪里呢？会在卡洛房间的柜子里吗？最后，我真的在那里找到了！
当我在英语课上胡思乱想的时候，玛西娅女士就会说我在“神游”，脑袋在云里，想入非非。可是，我的脑袋不是在脖子上待得好好的吗？
这是我家的老相簿，有些照片实在是太有趣了。瞧我们当时的样子！克拉拉总是在做鬼脸，让自己成为焦点。
克拉拉，我这就解释给你听。
啊哈，这样的家庭庆祝活动太激动人心了！
那条摇个不停的尾巴成功地引起了我的注意。

第一部分
我们的身体

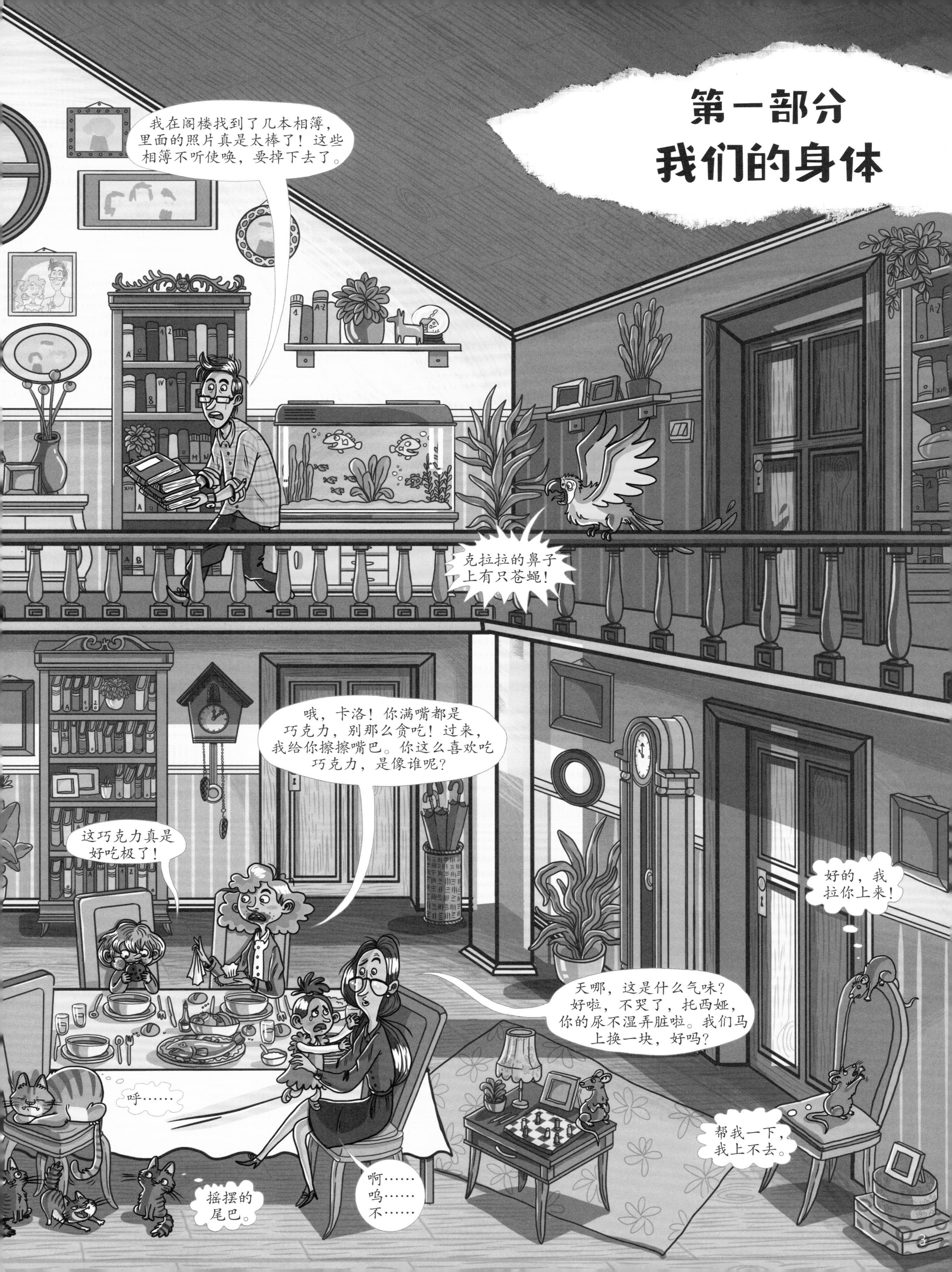
我在阁楼找到了几本相簿，里面的照片真是太棒了！这些相簿不听使唤，要掉下去了。
克拉拉的鼻子上有只苍蝇！
哦，卡洛！你满嘴都是巧克力，别那么贪吃！过来，我给你擦擦嘴巴。你这么喜欢吃巧克力，是像谁呢？
这巧克力真是好吃极了！
好的，我拉你上来！
天哪，这是什么气味？好啦，不哭了，托西娅，你的尿不湿弄脏啦。我们马上换一块，好吗？
呼……
帮我一下，我上不去。
啊……
呜……
不……
摇摆的尾巴。

我，克拉拉

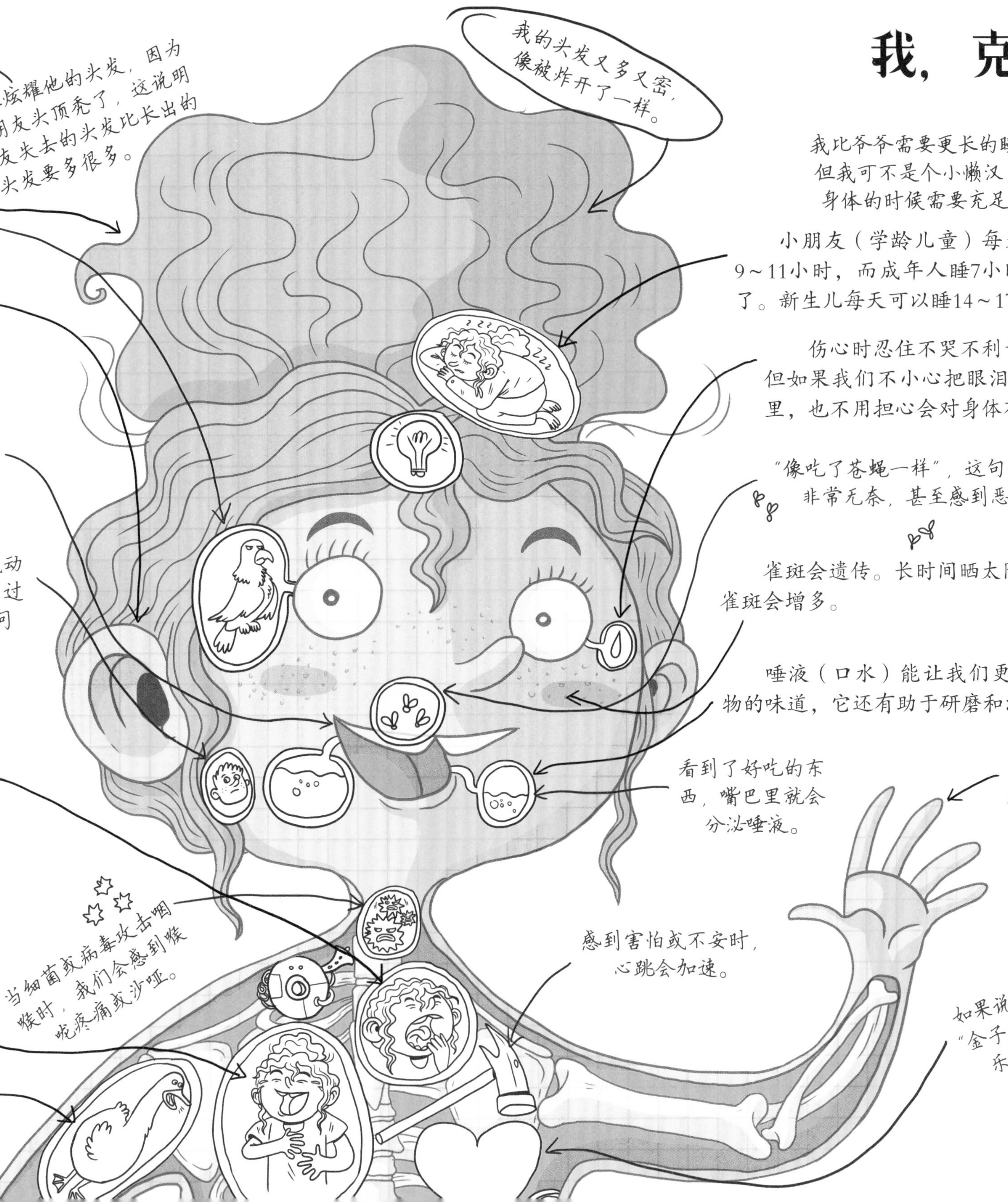

我的头发又多又密，像被炸开了一样。

我比爷爷需要更长的睡眠时间，但我可不是个小懒汉，因为长身体的时候需要充足的睡眠。

小朋友（学龄儿童）每天要睡9～11小时，而成年人睡7小时就够了。新生儿每天可以睡14～17小时。

伤心时忍住不哭不利于身体健康，但如果我们不小心把眼泪吞进了肚子里，也不用担心会对身体有害。

“像吃了苍蝇一样”，这句话表示非常无奈，甚至感到恶心。

雀斑会遗传。长时间晒太阳的话，雀斑会增多。

唾液（口水）能让我们更好地感受食物的味道，它还有助于研磨和消化食物。

看到了好吃的东西，嘴巴里就会分泌唾液。

手指甲比脚趾甲长得快。

感到害怕或不安时，心跳会加速。

如果说一个人拥有一颗“金子般的心”，表明他乐于助人又善良。

我们每天都要掉大约100根头发，但是不用担心，新的头发也在不断长出来。

爷爷总是在炫耀他的头发，因为他最好的朋友头顶秃了，这说明爷爷的朋友失去的头发比长出的头发要多很多。

如果你的视力很好，那么你就拥有了“鹰的眼睛”。

如果有人正在偷听别人说话，我们会说他有一双“长耳朵”。

如果一个人总爱狡辩，我们就形容他“巧舌如簧”。

有的人可能会对某些食物、花粉或动物毛发过敏。我们的身体如果有了过敏反应，会出现皮疹、流鼻涕等问题，严重的还会出现呼吸困难。

我们经常会在困倦或刚睡醒时打哈欠，压力大的时候可能也会打哈欠。

打哈欠会传染。

当细菌或病毒攻击咽喉时，我们会感到喉咙疼痛或沙哑。

大笑可以加快新陈代谢，并为身体带来更多的氧气。

感到寒冷时，我们的皮肤上会起鸡皮疙瘩。

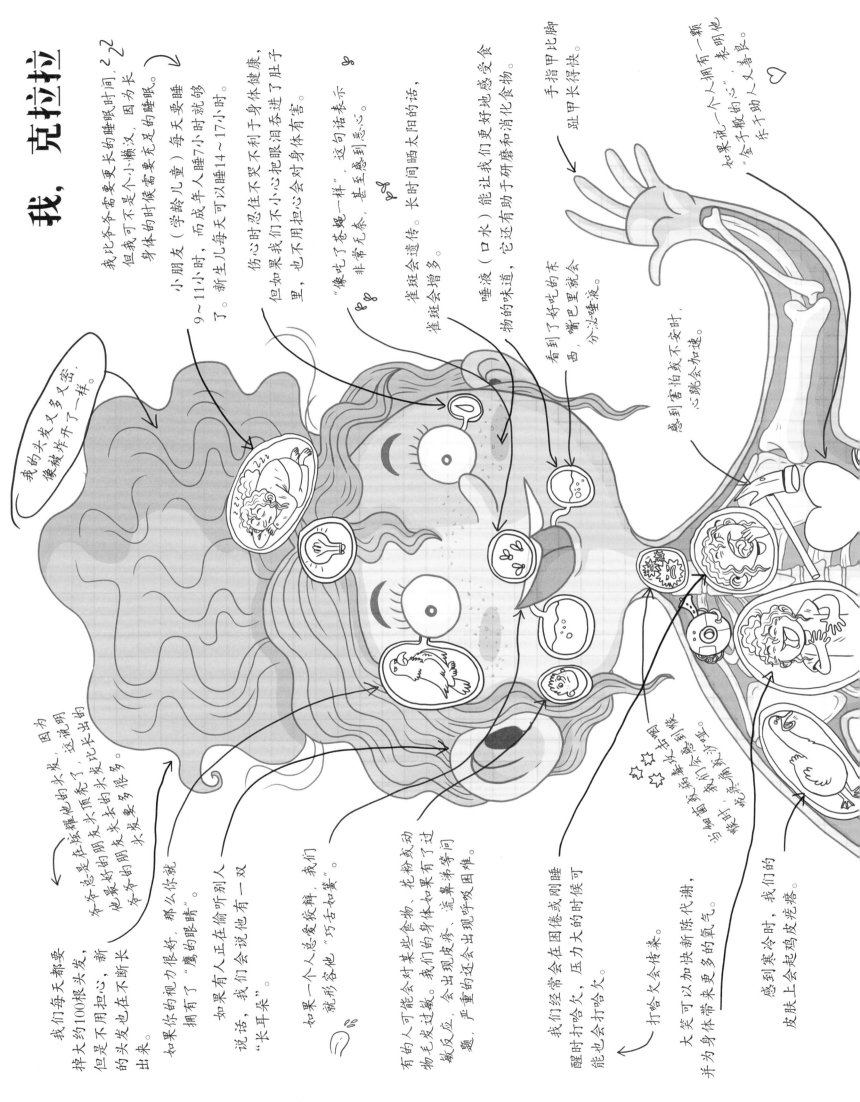

要适时为身体补充水分，水分至关重要。

如果手里拿的东西掉了下来，我们会说这手上会“漏”。

笑到肚子疼不会危害我们的健康。

“饕餮（tāo tiè）”听起来像是某种怪物的名字，这个词可以形容贪吃的人。

当我们由于疲劳或紧张而几乎无法站立时，会说自己的脚就像踩在棉花上一样。

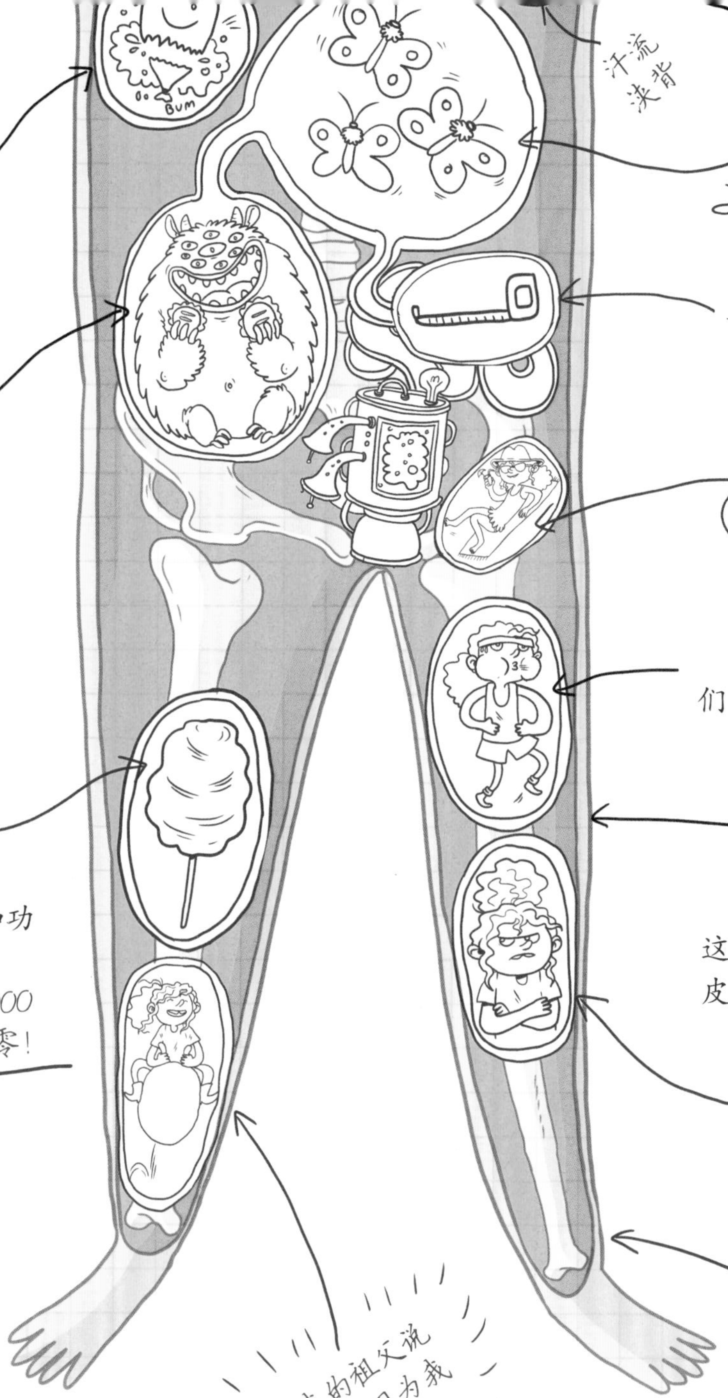

很紧张或是很用力地做一件事的时候，也会流汗。

“蝴蝶在肚子里飞舞”其实是形容一个人内心忐忑不安的意思。

早上，我们的身高会比晚上要高一点。!!

你不能一刻不停地学习和工作，因为身体需要休息。

当我们运动的时候，身体会消耗热量，我们的身体会发热，有时还会出汗。

每个人的肤色都不一样，这跟皮肤中所含的黑色素、表皮的厚度和血液供应等有关。

和所有红头发的人一样，我的肤色非常白。但我不能晒日光浴，因为阳光会让我的皮肤变红，甚至会将我晒伤。

如果没有睡好，起床时的心情会比较差。

多动症：我的祖父说我有多动症，因为我坐不住。

水占人体重量的70%左右。

爷爷身体里的水分比我的要少一些。

人体中有200多种细胞，细胞的大小、形状和功能各不相同。人体内有多达50万亿个细胞。

50,000,000,000,000
这串数字有13个零！

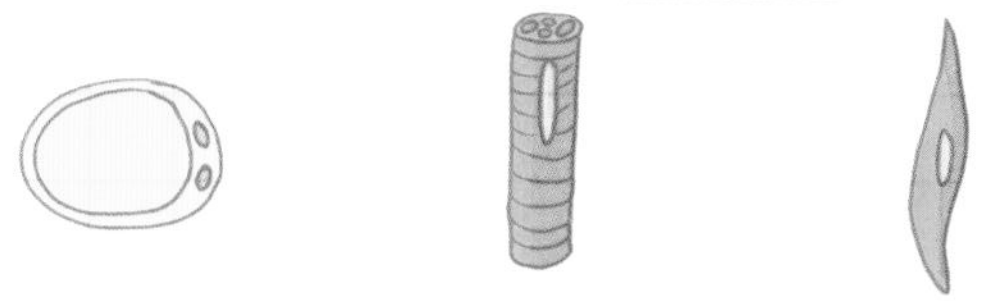

脂肪细胞　横纹肌细胞　平滑肌细胞

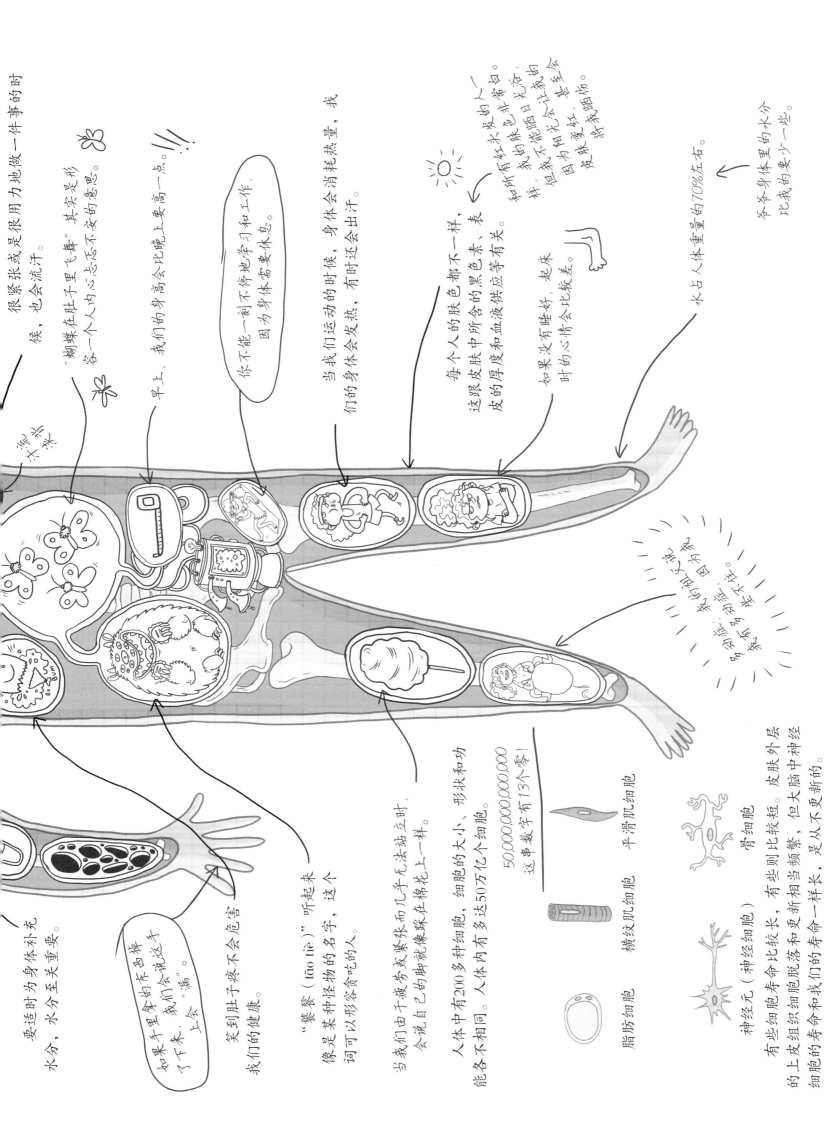

神经元（神经细胞）　骨细胞

有些细胞寿命比较长，有些则比较短。皮肤外层的上皮组织细胞脱落和更新相当频繁，但大脑中神经细胞的寿命和我们的寿命一样长，是从不更新的。

在妈妈的肚子里

当母亲的卵子和父亲的精子（称为生殖细胞）结合时，就会形成一个受精卵，一个新的生命由此而诞生。这个结合的过程称为受精。

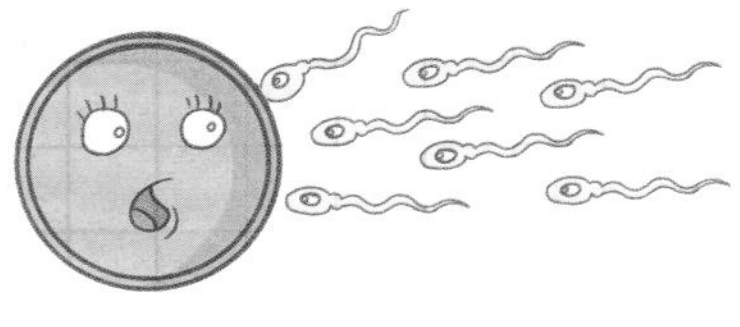

有的胚胎会分裂成两个独立的胚胎，这叫同卵双胞胎。如果母亲体内有两颗不同的受精卵，就会发育成异卵双胞胎。同卵双胞胎看上去几乎一模一样，但异卵双胞胎的长相则有很大差别。

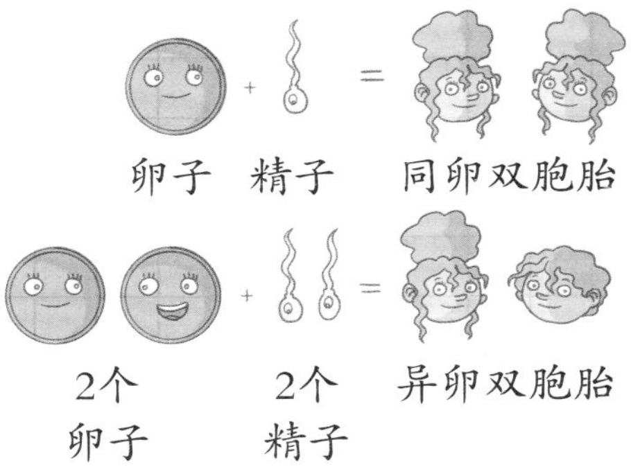
卵子
精子
同卵双胞胎
2个卵子
2个精子
异卵双胞胎

胎儿在妈妈的肚子里长得很快。医生会通过B超检查胎儿的发育是否正常。

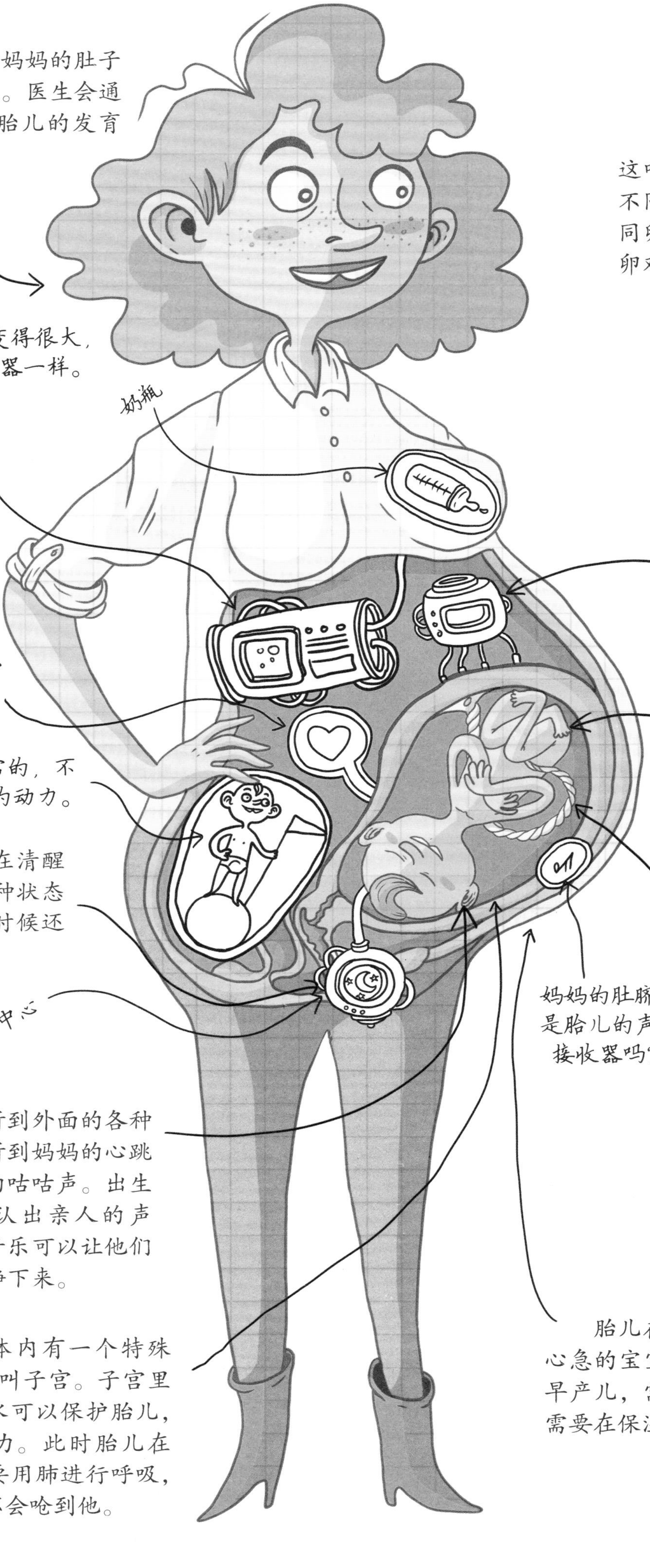
妈妈的肚子会变得很大，像安装了拉伸器一样。
奶瓶
孕期妈妈的肚子像是一个能无限生长的机器。
妈妈的身体里有两颗心脏在跳动（单胎）。
胎儿在妈妈肚子里生长。
出生必需的，不可抑制的动力。
造梦中心
妈妈的肚脐会是胎儿的声音接收器吗？

胎儿会在清醒和睡眠这两种状态中切换，有时候还会做梦。

胎儿通过脐带与母体相连。通过脐带，胎儿可以获得发育所需的所有营养和氧气。胎儿一般不会在妈妈肚子里拉便便，他们的代谢产物会通过尿液排到羊水中。

胎儿能听到外面的各种声音，也能听到妈妈的心跳声和肚子里的咕咕声。出生后，他能辨认出亲人的声音，美妙的音乐可以让他们在哭闹时平静下来。

胎儿在妈妈的子宫内大约待40周，有些心急的宝宝会提前很多周出来，他们被称为早产儿，需要特殊的医疗护理，出生后通常需要在保温箱里生活一段时间。

妈妈的体内有一个特殊的“气球”，叫子宫。子宫里有羊水，羊水可以保护胎儿，缓冲外界压力。此时胎儿在肚子里不需要用肺进行呼吸，因此，羊水不会呛到他。

基因是什么

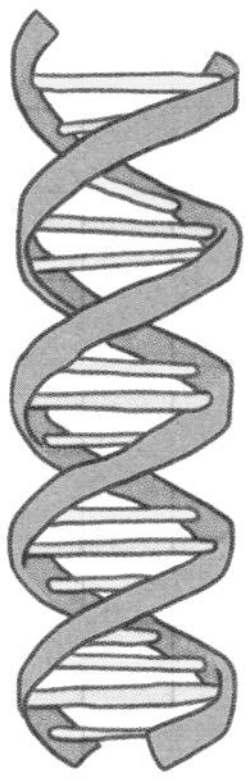

带有遗传信息的DNA片段就是基因，我们体内的基因来自父母的遗传。基因是决定我们的外表、行为、生命健康的内在因素。我们成为什么样的人，不仅仅是基因决定的，也会受到我们成长环境的影响。如果我们有绘画天赋，但根本没有画过画，就很难成为下一位毕加索。

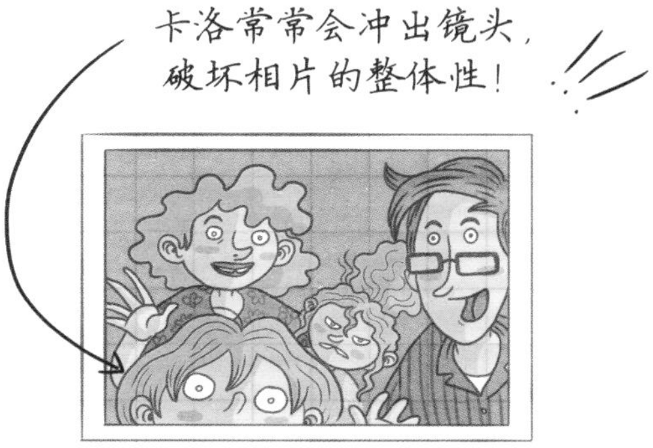
卡洛常常会冲出镜头，
破坏相片的整体性！

我们从父母那里获得基因，所以我们与父母以及家庭的其他成员大都长得很像。

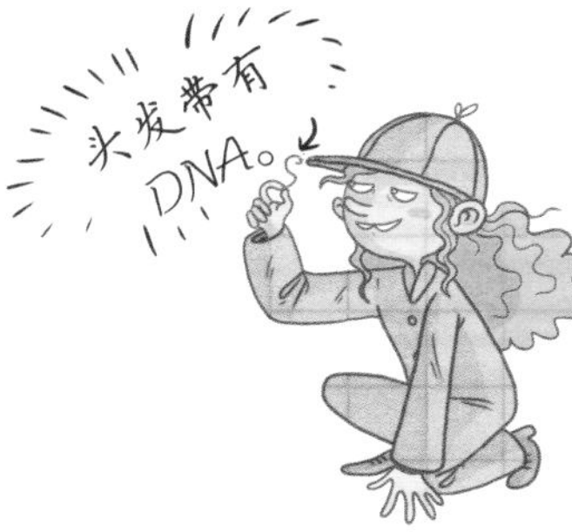
头发带有DNA。

每个人的基因都不相同。因此，根据在犯罪现场发现的DNA片段（一根头发、一点唾液、血液或剥落的表皮就足够了），就能帮助警方找到犯罪嫌疑人。

我们的性别也由基因决定。卵子中只包含X染色体，而精子中则包含X和Y染色体。如果精子中的X染色体与卵子结合了，生的就是女孩；如果Y染色体和卵子结合了，生的是男孩。

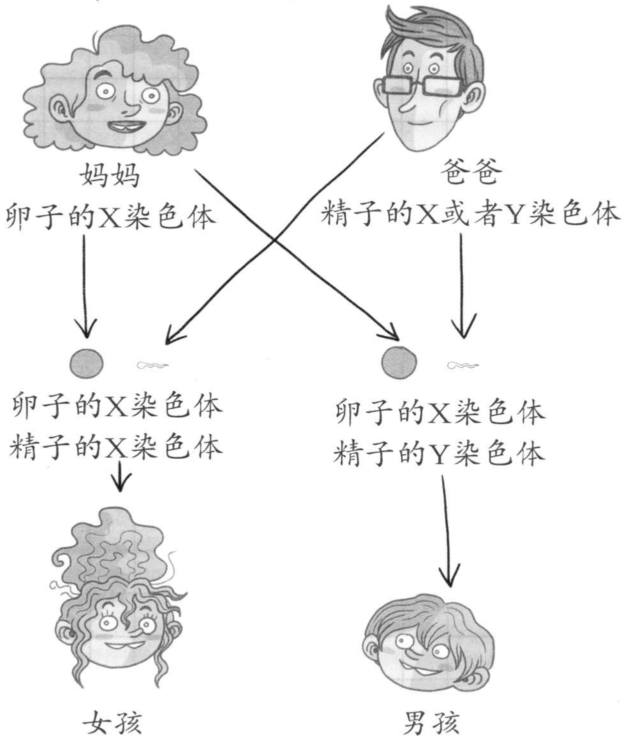
妈妈
卵子的X染色体
爸爸
精子的X或者Y染色体
卵子的X染色体
精子的X染色体
卵子的X染色体
精子的Y染色体
女孩
男孩

生命的阶段

在我们的一生中，身体会一直变化。出生后身体会不断长高，到20岁左右停止生长。有的细胞在工作一段时间后就会死亡，并在原有的位置形成新的细胞。

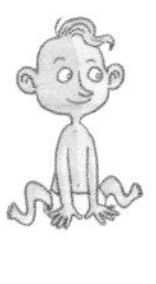

婴儿（从出生到1岁）

婴儿通过哭声传达需求。他们每天都要睡很久，在睡眠的过程中，婴儿的身体会分泌出生长激素。出生后的第一年，婴儿的生长速度非常快，他们的主要营养来源是母乳或婴儿配方奶粉。在这期间，他们的牙齿也会慢慢长出来，养育者也会为他们添加辅食（6个月大之后）。

童年（2～12岁）

这一时期的生长速度没有婴儿期那么快。在此期间，我们能学会说话、自己吃饭、系鞋带、写作、阅读、与他人合作等。

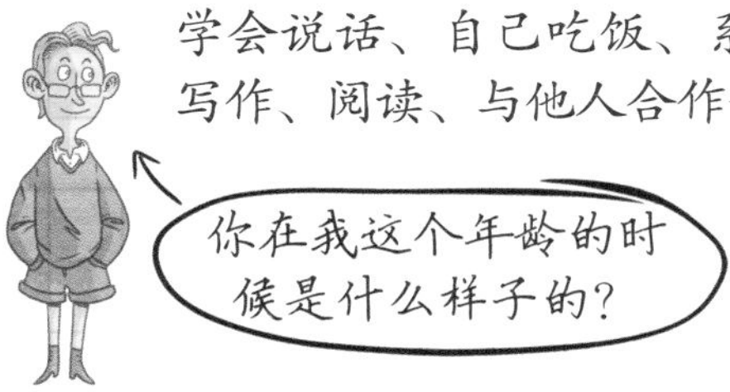
你在我这个年龄的时候是什么样子的？

青春期（13～17岁）

在此期间，我们的身体、行为和情绪都会发生改变。女孩变得更女性化，男孩则变得更强壮，声音也会发生变化。

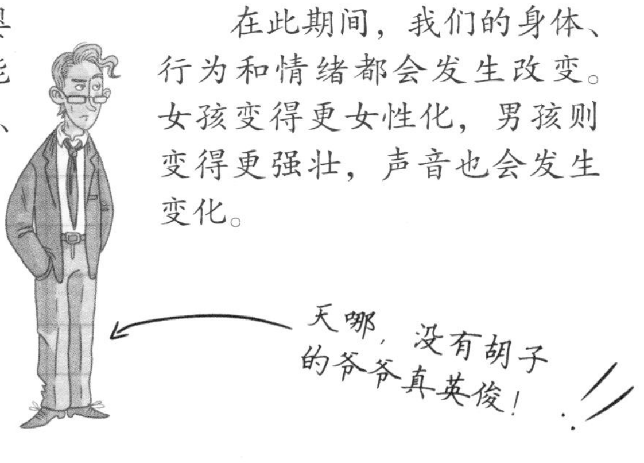
天哪，没有胡子的爷爷真英俊！

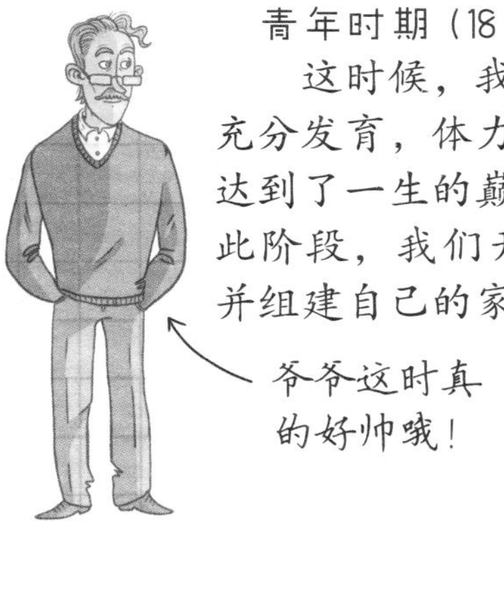
爷爷这时真的好帅哦！

青年时期（18～40岁）

这时候，我们的身体充分发育，体力和精力都达到了一生的巅峰期。在此阶段，我们开始独立，并组建自己的家庭。

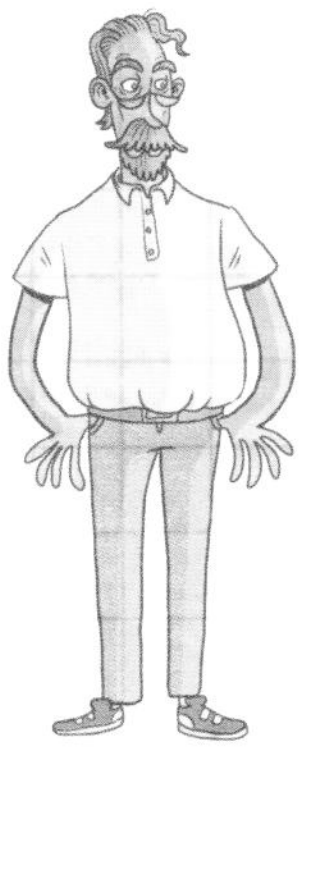

中年（41～65岁）

大部分人到了这个年龄，身体的状态仍然是很不错的。这一时期我们积累了更多的知识和经验，生活也更加稳定。

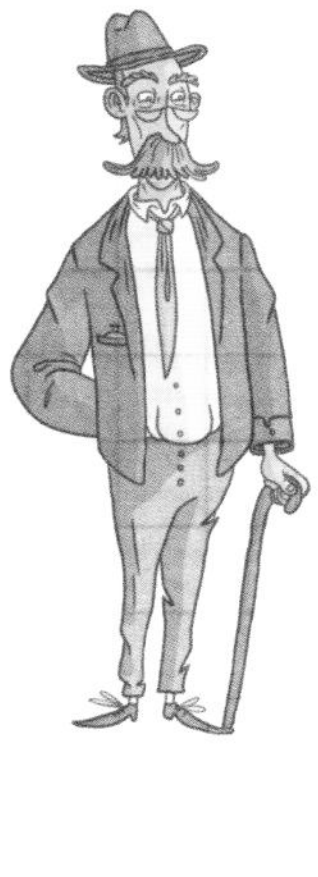

老年（从66岁开始）

我们的身体开始衰老，骨骼会变脆甚至萎缩，皮肤出现了更多的皱纹。此时，我们身体新陈代谢的速度会变得很慢，头发也会因为停止产生色素而变白。同时，我们的记忆力、视力、听力都会下降，其他的器官也可能出现问题。

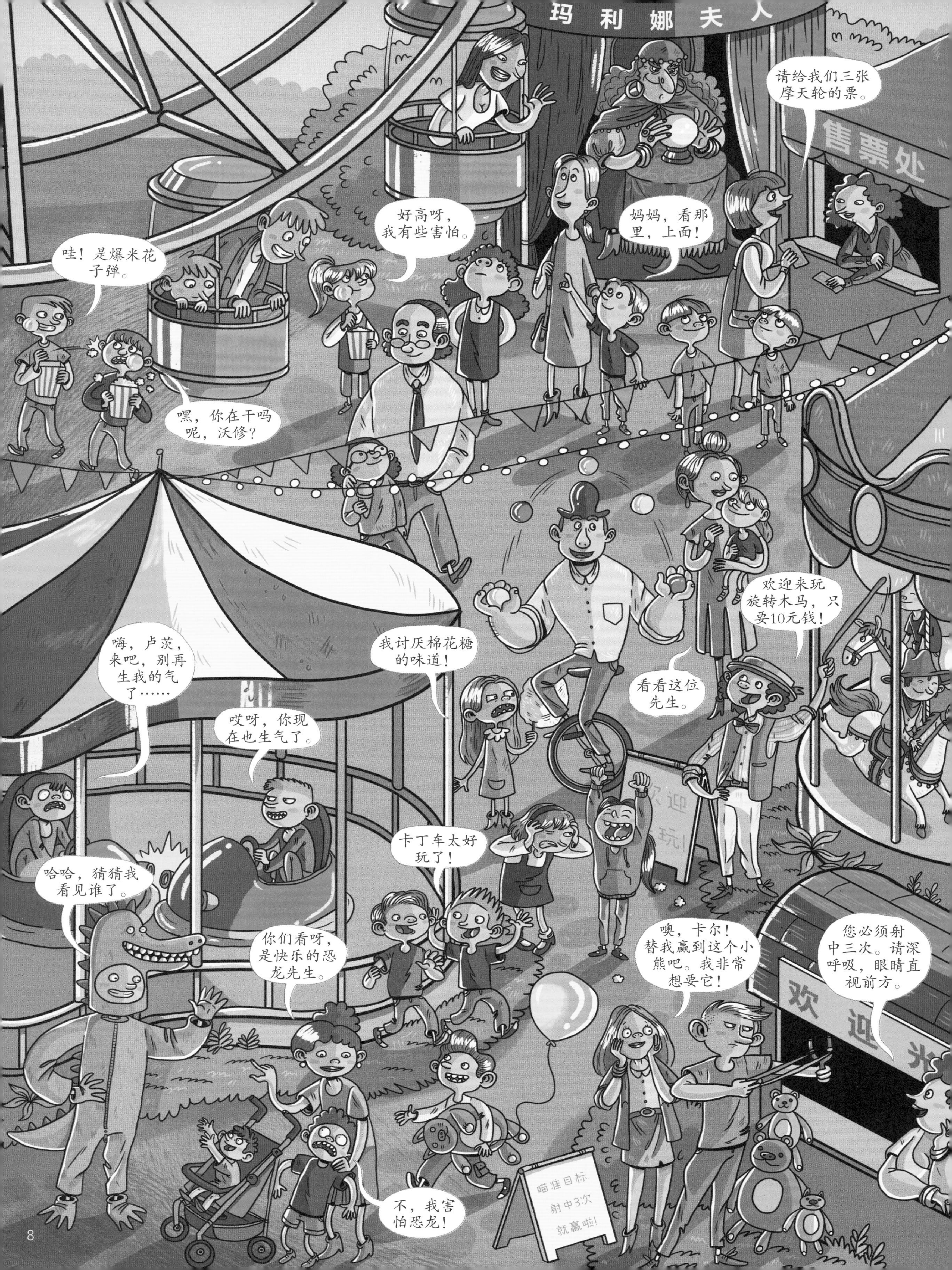
玛利娜夫人
售票处
请给我们三张摩天轮的票。
好高呀，我有些害怕。
妈妈，看那里，上面！
哇！是爆米花子弹。
嘿，你在干吗呢，沃修？
欢迎来玩旋转木马，只要10元钱！
我讨厌棉花糖的味道！
看看这位先生。
嗨，卢茨，来吧，别再生我的气了……
哎呀，你现在也生气了。
卡丁车太好玩了！
哈哈，猜猜我看见谁了。
你们看呀，是快乐的恐龙先生。
噢，卡尔！替我赢到这个小熊吧。我非常想要它！
您必须射中三次。请深呼吸，眼睛直视前方。
瞄准目标，射中3次就赢啦！
不，我害怕恐龙！

第二部分
感官和大脑

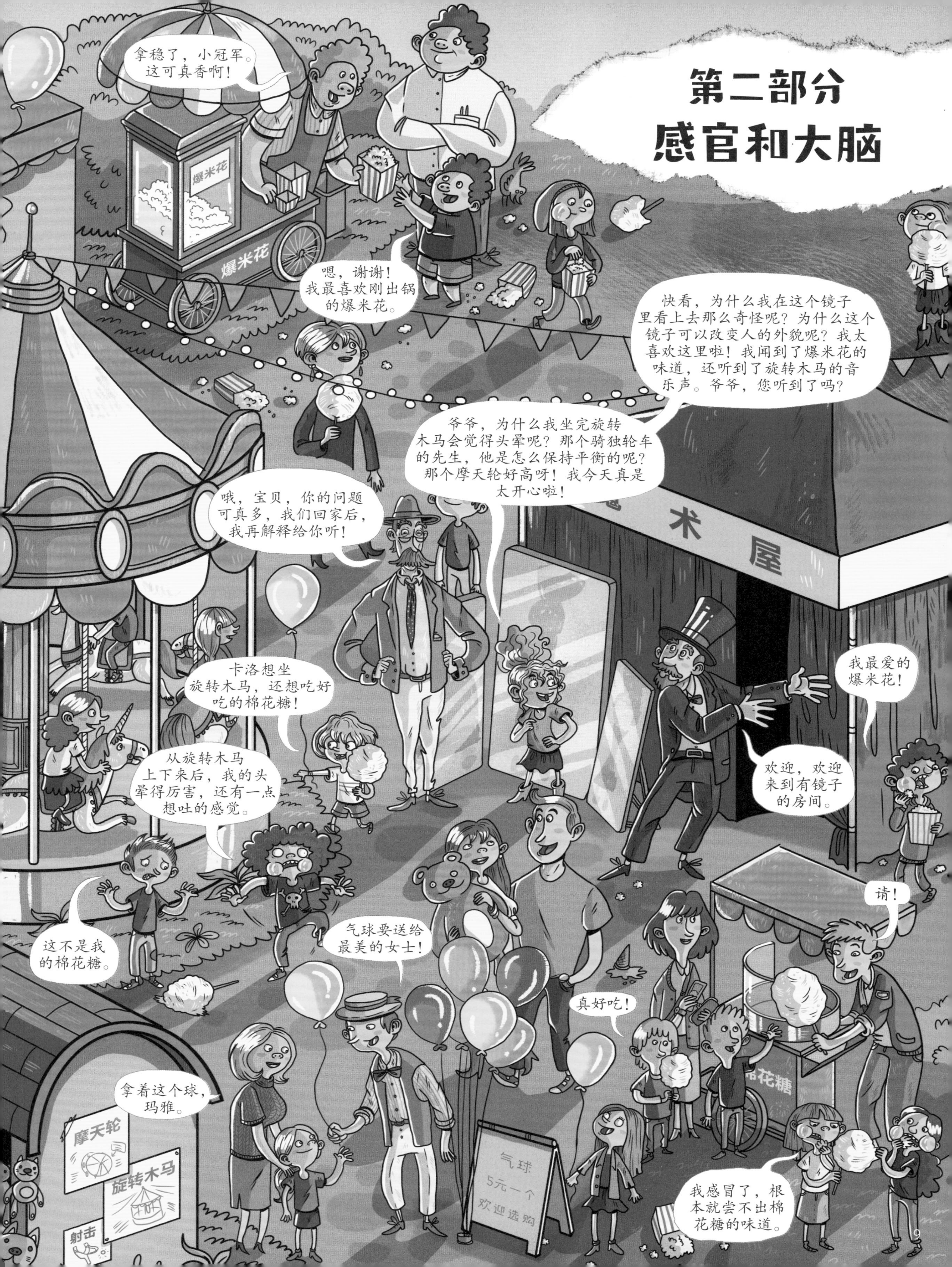

拿稳了，小冠军。这可真香啊！
爆米花
爆米花
嗯，谢谢！我最喜欢刚出锅的爆米花。
快看，为什么我在这个镜子里看上去那么奇怪呢？为什么这个镜子可以改变人的外貌呢？我太喜欢这里啦！我闻到了爆米花的味道，还听到了旋转木马的音乐声。爷爷，您听到了吗？
爷爷，为什么我坐完旋转木马会觉得头晕呢？那个骑独轮车的先生，他是怎么保持平衡的呢？那个摩天轮好高呀！我今天真是太开心啦！
哦，宝贝，你的问题可真多，我们回家后，我再解释给你听！
术屋
卡洛想坐旋转木马，还想吃好吃的棉花糖！
我最爱的爆米花！
欢迎，欢迎来到有镜子的房间。
从旋转木马上下来后，我的头晕得厉害，还有一点想吐的感觉。
请！
这不是我的棉花糖。
气球要送给最美的女士！
真好吃！
棉花糖
拿着这个球，玛雅。
摩天轮
旋转木马
射击
气球
5元一个
欢迎选购
我感冒了，根本就尝不出棉花糖的味道。

嗅觉

嗅觉是一种感觉。我们的嗅觉器官由左右两个鼻腔组成，嗅觉能让我们感受到不同的气味。

嗅细胞是一种感觉细胞，嗅细胞可以再生。

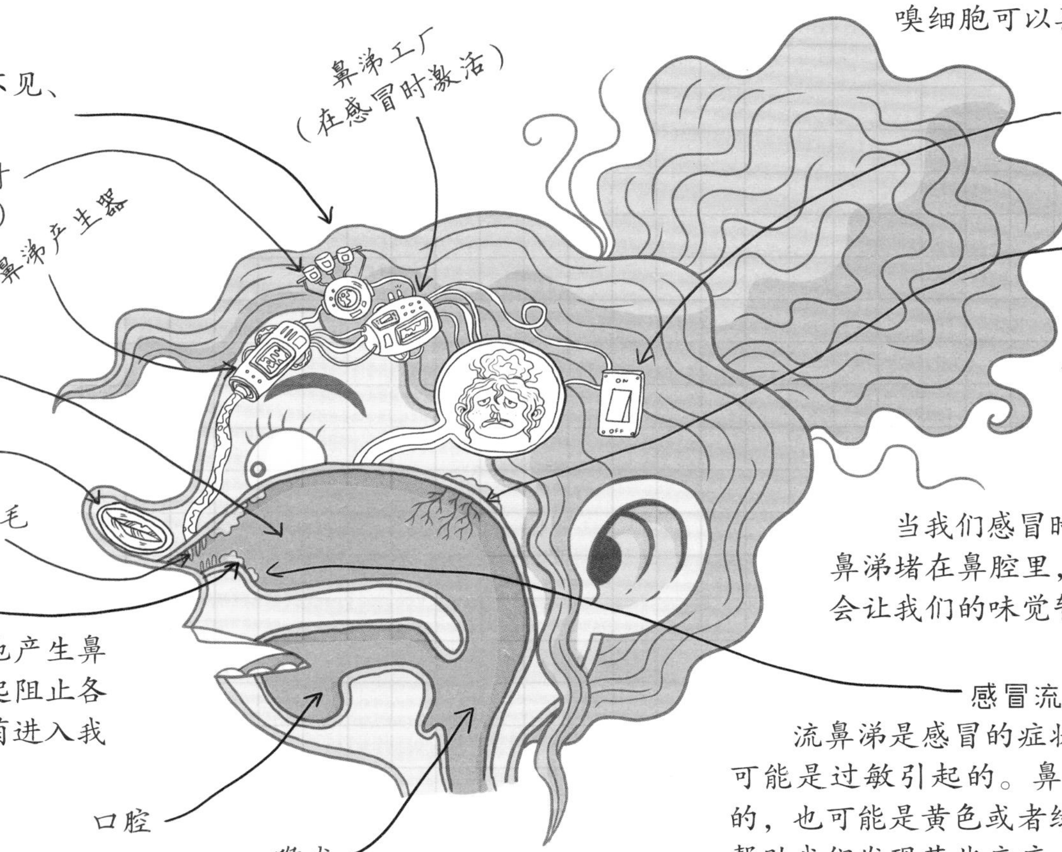

气味是看不见、摸不着的。
鼻涕工厂（在感冒时激活）
鼻涕染色中心（有时候鼻涕会变成绿色）
鼻涕产生器
生产鼻涕的开关
嗅神经
鼻腔
鼻子有时候会发痒
鼻毛
鼻涕
口腔
喉咙
感冒流鼻涕

嗅细胞向大脑发送信号，让我们闻到气味。

鼻涕

鼻子会不断地产生鼻涕，它和鼻毛一起阻止各种灰尘颗粒和细菌进入我们的身体。

当我们感冒时，会产生更多的鼻涕。鼻涕堵在鼻腔里，会使人嗅觉迟钝，也会让我们的味觉暂时性地减退。

感冒流鼻涕

流鼻涕是感冒的症状之一，但流鼻涕也有可能是过敏引起的。鼻涕的颜色可能是透明的，也可能是黄色或者绿色的，它的颜色可以帮助我们发现某些疾病。

视觉

眼泪中心：当我们悲伤、害怕、大笑或打哈欠时，都可能流眼泪。

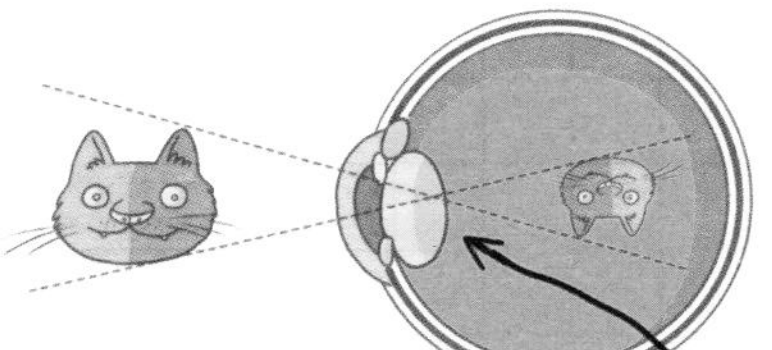

眼睛是非常重要的感觉器官，它能辨别不同的颜色和亮度，并将这些信息转化成信号，传递给大脑。

虹膜

虹膜就是我们俗称的“黑眼球”，我们眼睛的颜色与虹膜有关，一般有黑色、棕色、蓝色等。

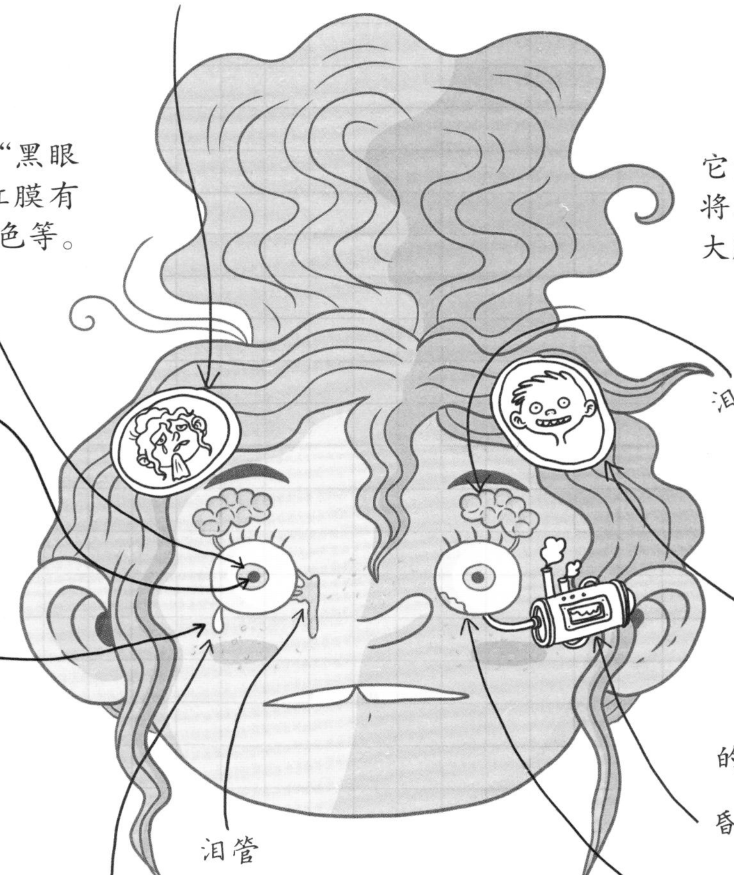

泪腺
泪管
昏昏欲睡的人

瞳孔

瞳孔是光线进入眼睛的通道。当光线太弱时，瞳孔会放大以便让更多的光线进入，在强光下瞳孔则会变小。

晶状体

晶状体在虹膜的后面，随着年龄的增长，晶状体有可能会变得浑浊。

妈妈说三班的乌切科“落入我的眼睛”了，这是什么意思呢？

眼泪

眼泪是用来滋润和保护眼睛的。当灰尘或其他异物落入眼睛时，泪腺会分泌更多的眼泪，以便把异物冲出来。眼泪尝起来咸咸的，含有盐分，能起到消毒杀菌的作用。

两只眼睛同时工作，我们看到的范围会更广。

托西娅刚出生的时候就哇哇大哭，却没有眼泪。大概是因为婴儿的泪腺还没有发育好。

进入深度睡眠后，眼睛也会进入休息状态，这时候我们不会眨眼睛。

味觉

味蕾主要分布在舌头的表面或边缘，它会随着年龄的增长而减少。

味觉的感受器是味蕾，味觉是重要的身体感觉之一，在很大程度上决定着我们对食物的选择。坏掉或有毒的东西尝起来通常是苦的或酸的，因此，我们的身体会本能地拒绝这些食物。

我们大约有1万个味蕾，不同部位的味蕾对不同味道的敏感度也不相同。一般来说，舌尖对甜味最敏感，舌根部对苦味最敏感，舌的两侧对酸味最敏感。

这里拒绝酸味和苦味！
检测可口味道的地方
苦味
酸味
口水
咸味
酸味
甜味

听觉

耳朵由三部分组成：外耳、中耳和内耳。

内耳中有前庭、半规管和耳蜗。前庭和半规管是位觉感受器的所在处，可以感受头部位置的变化和直线运动时速度的变化。半规管则可以感受头部的旋转变化。

晕动症

当我们坐车时，我们的眼睛看着车内，物品是相对静止的，大脑此时接收的是静止的信息，但是前庭系统却感觉到身体在摇晃或颠簸，大脑又接收到了运动的信息。这些信息在大脑中产生了冲突，便会导致晕动症的发生。

耳朵能接收声波，并将声波转化成神经信号，然后传给大脑。

噪声会永久性损害听力！因此，用耳机听音乐时务必要注意调节音量。

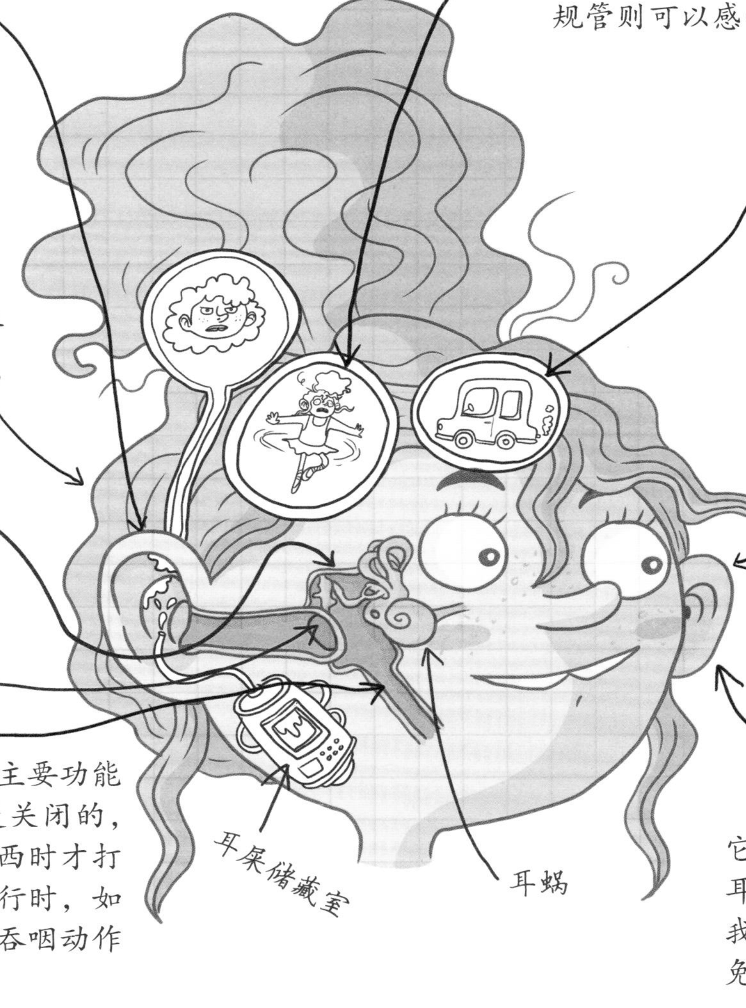

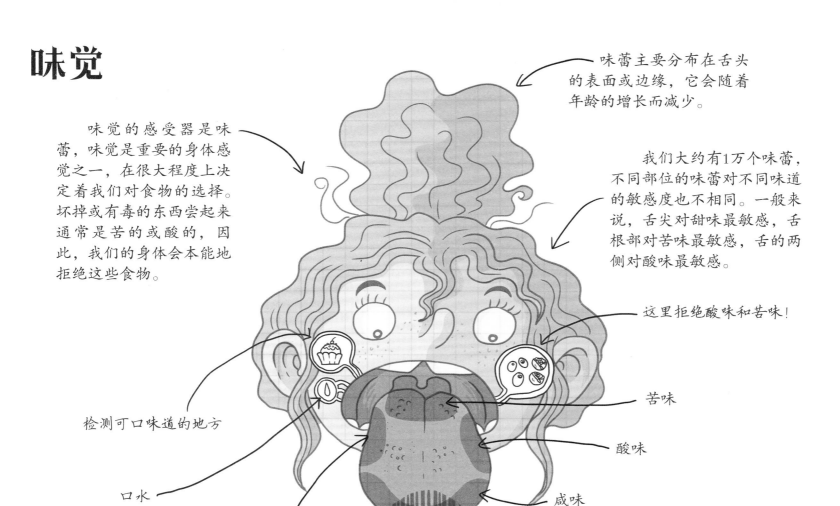

听小骨
（锤骨、砧骨和镫骨）
鼓膜
耳屎储藏室
耳蜗

咽鼓管

位于耳朵和咽部之间，主要功能是调节中耳压力。它平时是关闭的，当我们吞咽、打哈欠、吃东西时才打开。当我们在飞机上高空飞行时，如果感到耳朵不舒服，可以做吞咽动作来缓解。

耵聍（dīng níng）

外耳道中的分泌物，俗称耳屎，它能保护外耳道的皮肤，黏附进入耳道的异物。耵聍可以自行排出，我们最好不要借助工具去挖它，以免造成感染。

神经系统

神经系统和大脑

神经系统可以说是身体的总中枢。它从不休息，即使是在我们睡着的时候，它都能接收并分析身体的信号，然后向大脑发送指令，以便大脑迅速做出反应。神经系统由神经组织组成。

大脑重约1.5千克。智商的高低与大脑的大小无关。通过学习新事物和解决难题等方式来训练大脑非常有效。

头疼

头面部的血管、神经、脑膜等构成了头部的痛敏结构，当它们受到伤害时，我们就会感到头痛。

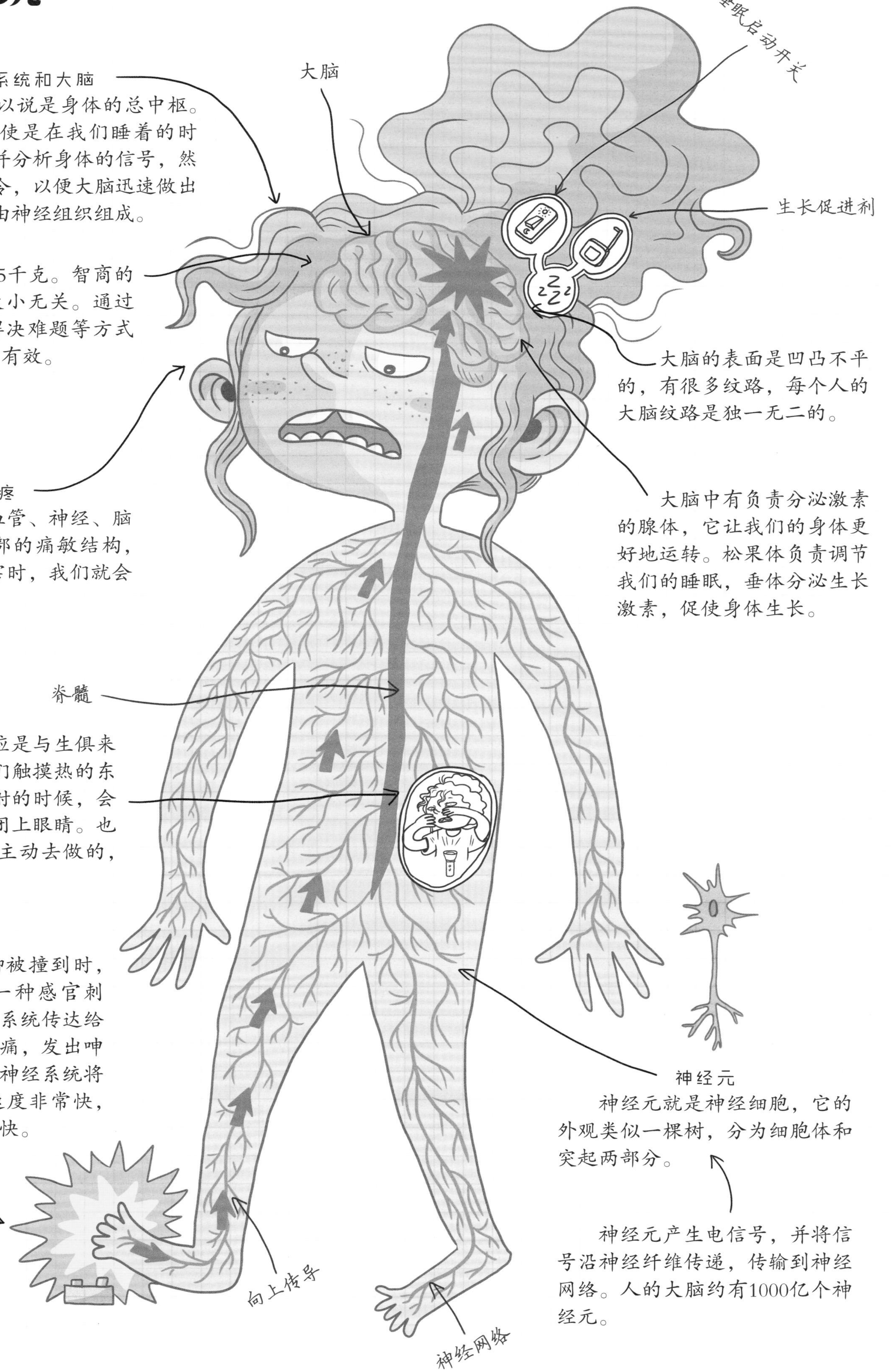

大脑
睡眠启动开关
生长促进剂
脊髓
向上传导
神经网络

大脑的表面是凹凸不平的，有很多纹路，每个人的大脑纹路是独一无二的。

大脑中有负责分泌激素的腺体，它让我们的身体更好地运转。松果体负责调节我们的睡眠，垂体分泌生长激素，促使身体生长。

我们有些反应是与生俱来的。例如，当我们触摸热的东西或被手电筒照射的时候，会迅速地缩回手或闭上眼睛。也有些动作是我们主动去做的，如把球射进球门。

当克拉拉的脚被撞到时，她的身体会产生一种感官刺激，刺激通过神经系统传达给大脑，让她感到疼痛，发出呻吟，并将脚移开。神经系统将信号传给大脑的速度非常快，比飞机的时速还要快。

神经元

神经元就是神经细胞，它的外观类似一棵树，分为细胞体和突起两部分。

神经元产生电信号，并将信号沿神经纤维传递，传输到神经网络。人的大脑约有1000亿个神经元。

大脑

大脑是神经系统最高级的部分，它受到头骨的保护，被脑膜包裹。脑膜有三层，具有滋养大脑、减缓冲击和保护大脑等不同的功能。

梦

当我们睡觉时，大脑却没有完全停止活动进入休息状态，这时往往会做梦。

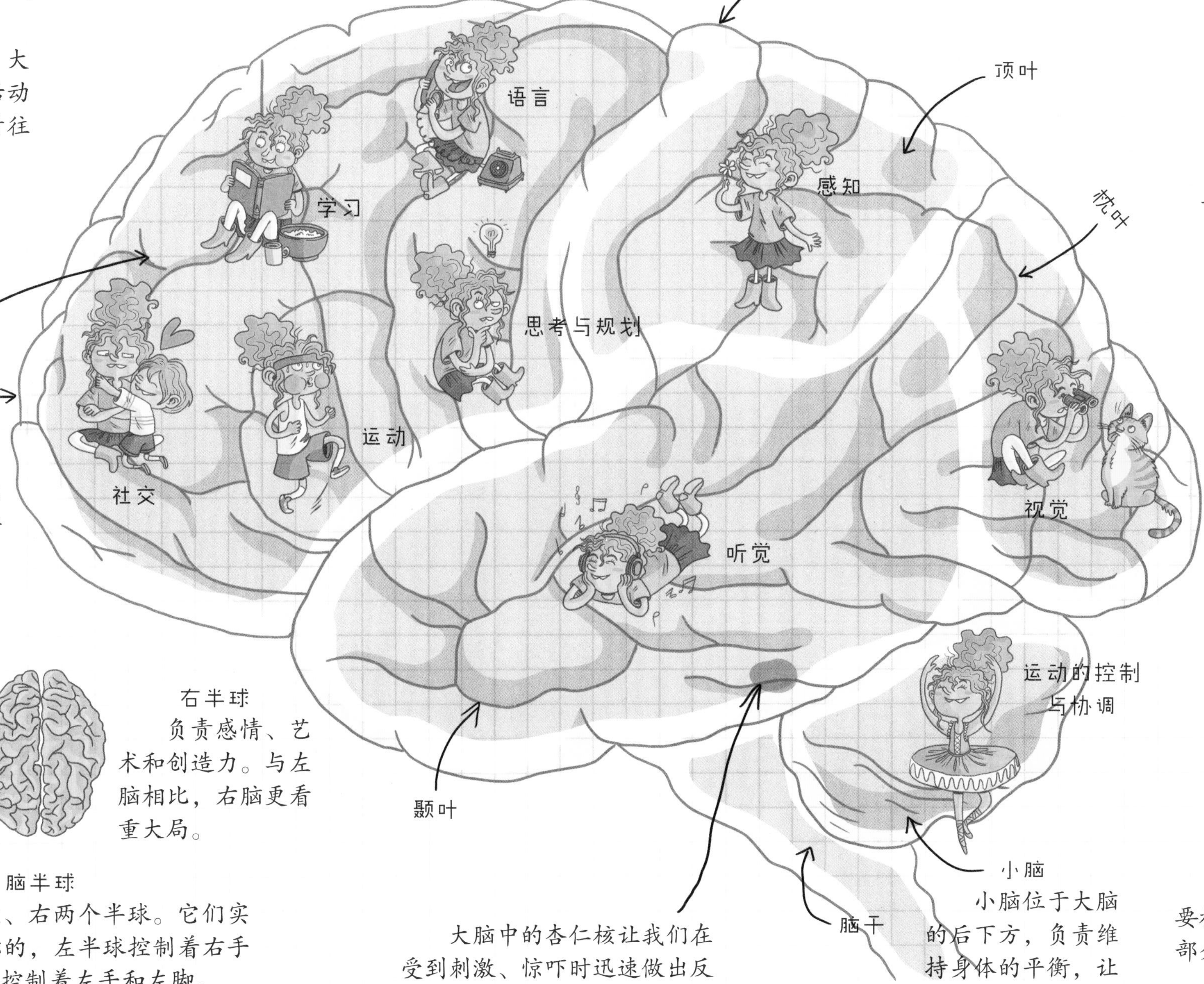

大脑皮层

大脑皮层可以让我们的身体更好地适应外部环境。

海马体

位于大脑内部，负责记忆的处理及储存。

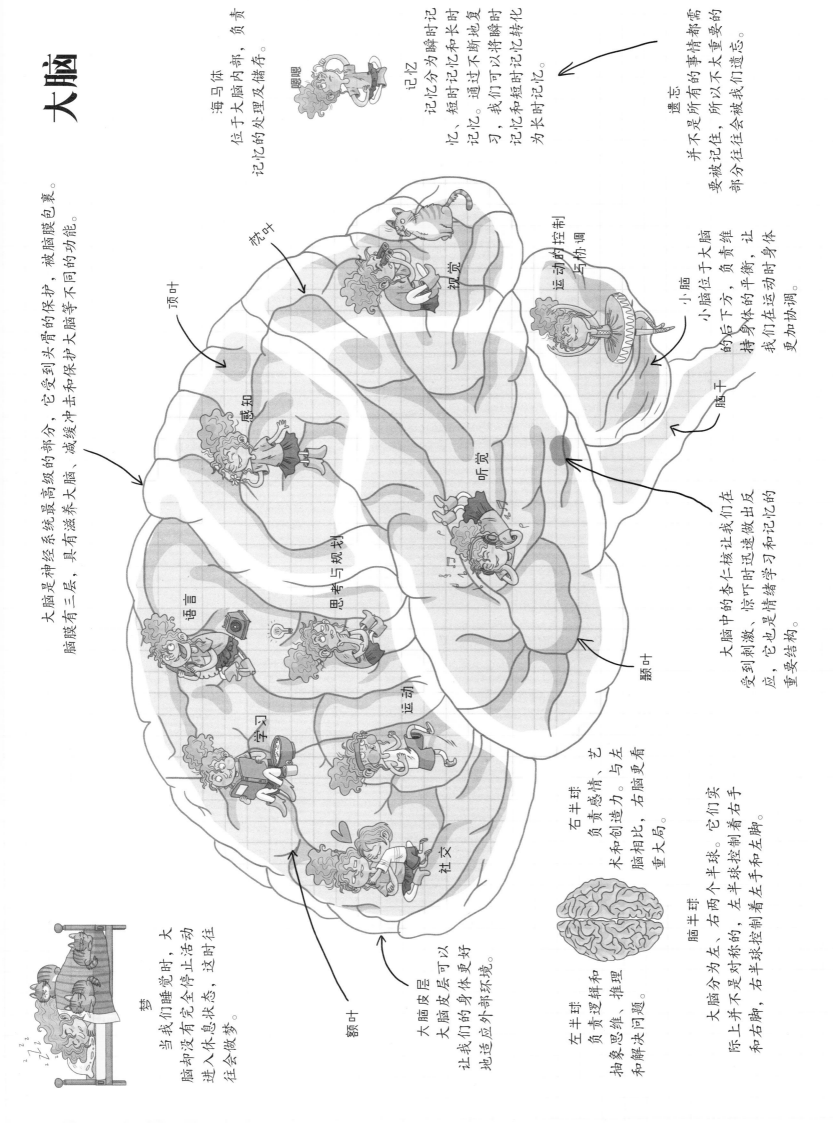

记忆

记忆分为瞬时记忆、短时记忆和长时记忆。通过不断地复习，我们可以将瞬时记忆和短时记忆转化为长时记忆。

左半球

负责逻辑和抽象思维、推理和解决问题。

右半球

负责感情、艺术和创造力。与左脑相比，右脑更看重大局。

脑半球

大脑分为左、右两个半球。它们实际上并不是对称的，左半球控制着右手和右脚，右半球控制着左手和左脚。

大脑中的杏仁核让我们在受到刺激、惊吓时迅速做出反应，它也是情绪学习和记忆的重要结构。

小脑

小脑位于大脑的后下方，负责维持身体的平衡，让我们在运动时身体更加协调。

遗忘

并不是所有的事情都需要被记住，所以不太重要的部分往往会被我们遗忘。

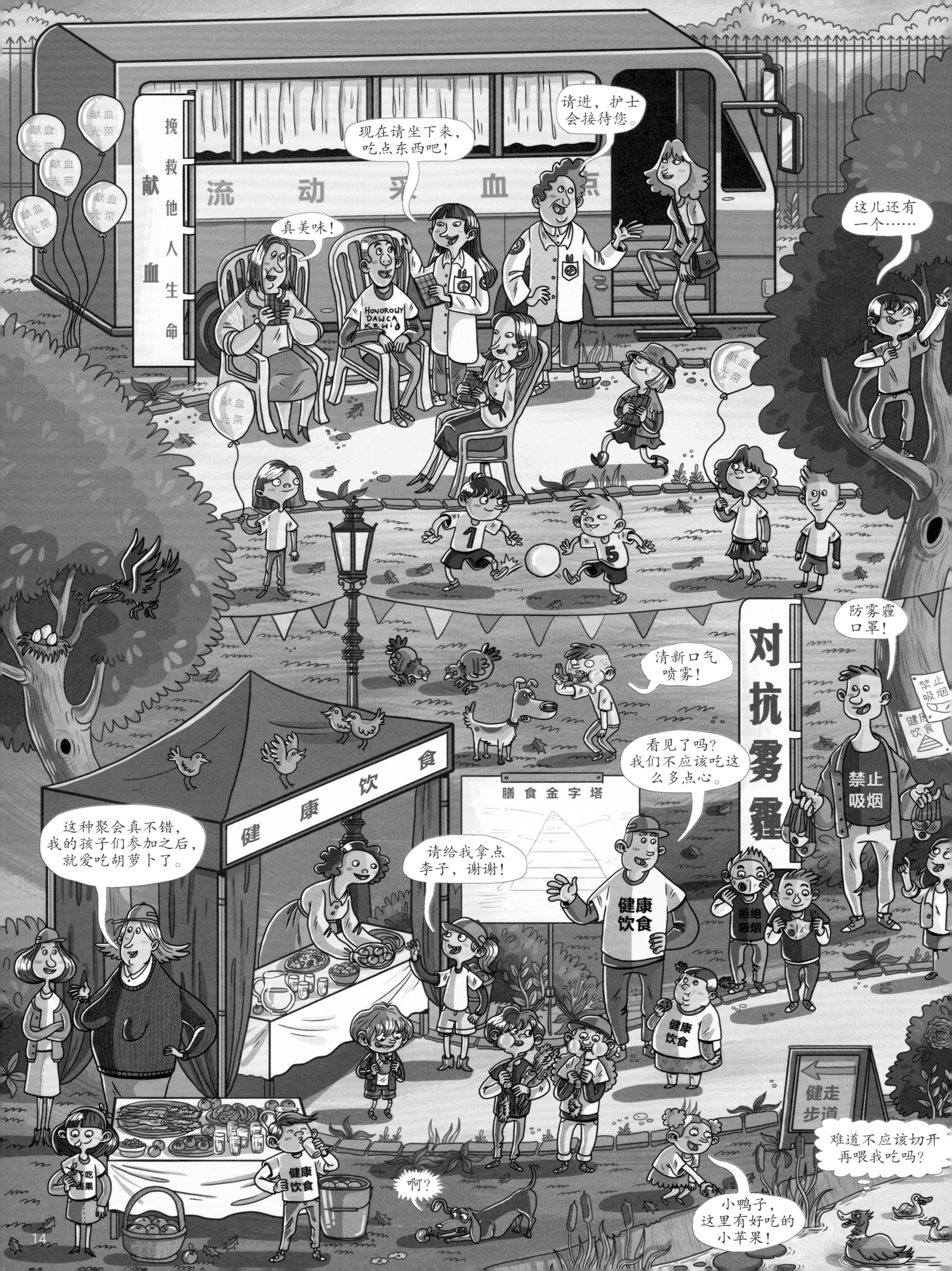
献血光荣
献血光荣
献血光荣
献血光荣
献血光荣
挽救他人生命
献血
流动采血点
真美味！
HONOROWY DAWCA KRWi
现在请坐下来，吃点东西吧！
请进，护士会接待您。
这儿还有一个……
献血光荣
献血光荣
防雾霾口罩！
清新口气喷雾！
禁止吸烟
健康饮食
对抗雾霾
看见了吗？我们不应该吃这么多点心。
禁止吸烟
膳食金字塔
健康饮食
这种聚会真不错，我的孩子们参加之后，就爱吃胡萝卜了。
请给我拿点李子，谢谢！
健康饮食
拒绝吸烟
健康饮食
健走步道
难道不应该切开再喂我吃吗？
啊？
健康饮食
小鸭子，这里有好吃的小苹果！

第三部分

消化、运动和循环

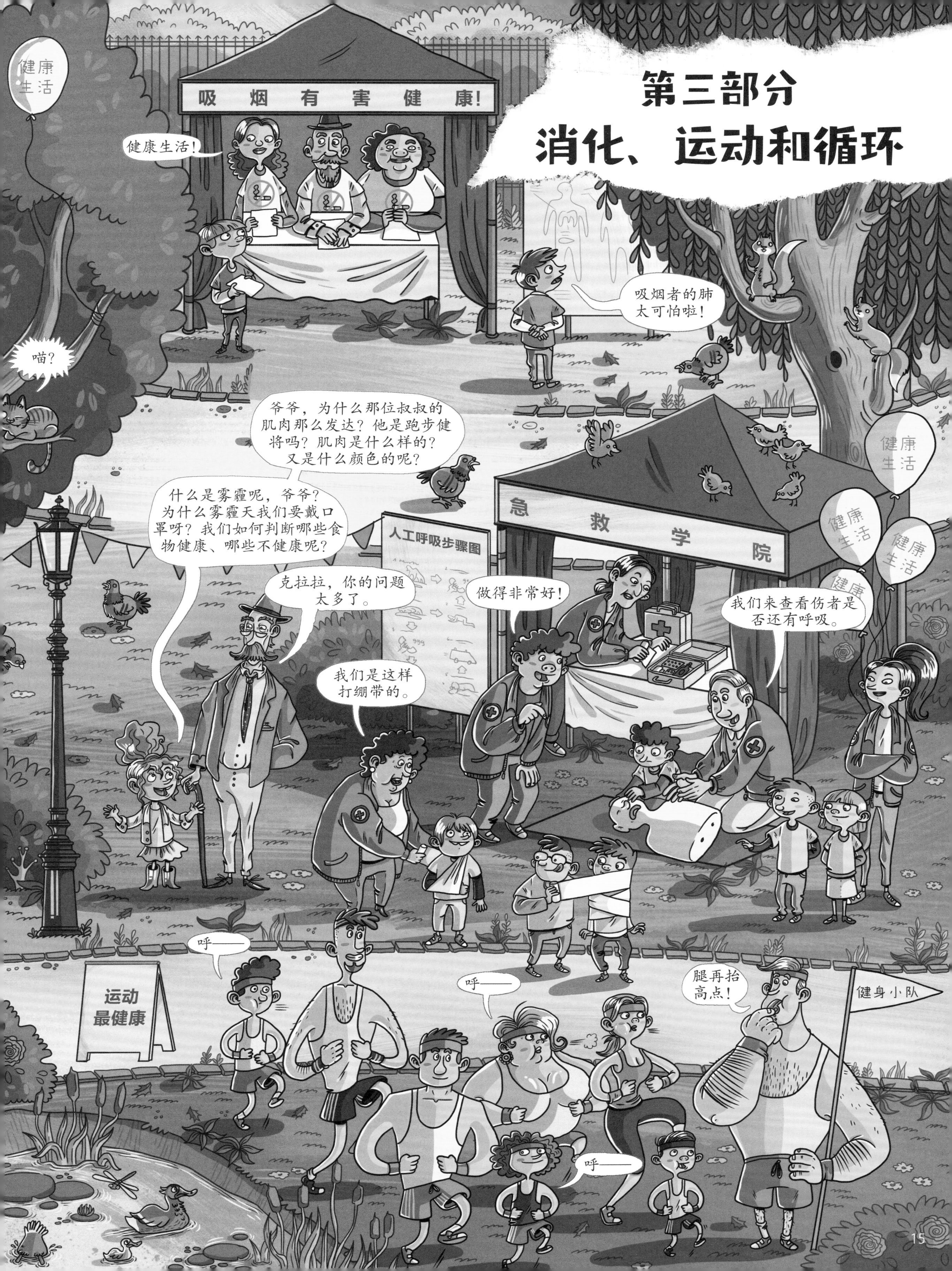
健康生活
吸烟有害健康！
健康生活！
吸烟者的肺太可怕啦！
喵？
爷爷，为什么那位叔叔的肌肉那么发达？他是跑步健将吗？肌肉是什么样的？又是什么颜色的呢？
健康生活
什么是雾霾呢，爷爷？为什么雾霾天我们要戴口罩呀？我们如何判断哪些食物健康、哪些不健康呢？
人工呼吸步骤图
急救学院
健康生活
健康生活
健康
克拉拉，你的问题太多了。
做得非常好！
我们来查看伤者是否还有呼吸。
我们是这样打绷带的。
呼——
运动最健康
呼——
腿再抬高点！
健身小队
呼——

食物是如何消化的

食物要在我们的身体里停留一段时间，为我们的身体提供必需的能量和营养物质。

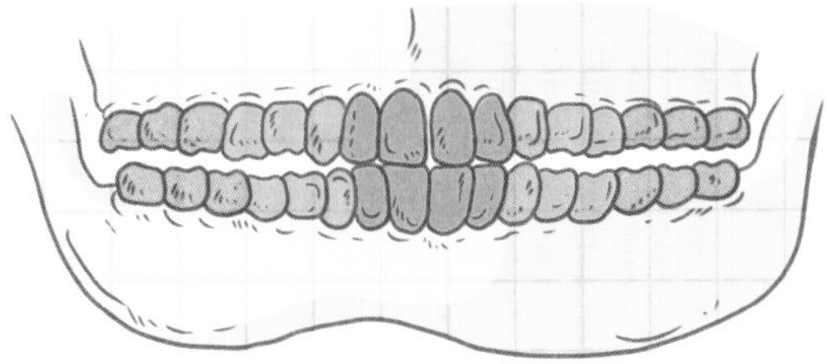

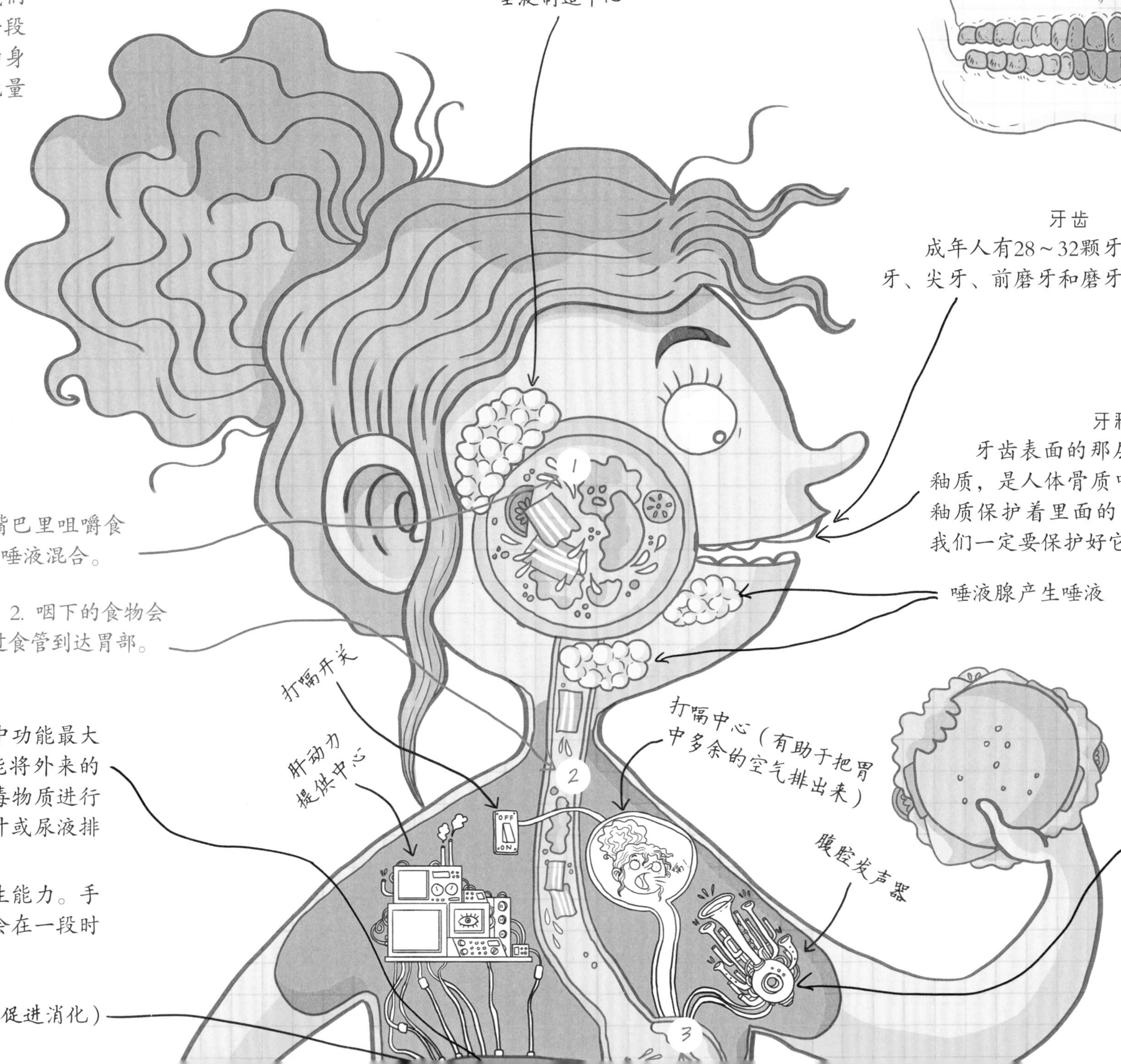
唾液制造中心
1
2
3
打嗝开关
肝动力提供中心
打嗝中心（有助于把胃中多余的空气排出来）
腹腔发声器
唾液腺产生唾液
OFF
ON

1. 我们在嘴巴里咀嚼食物，并让食物与唾液混合。

2. 咽下的食物会通过食管到达胃部。

牙齿

成年人有28～32颗牙齿，分别是切牙、尖牙、前磨牙和磨牙。

牙釉质

牙齿表面的那层乳白色的物质叫牙釉质，是人体骨质中最坚硬的部分。牙釉质保护着里面的牙本质和牙髓组织。我们一定要保护好它，饭后要及时漱口。

肝脏

肝脏是人体中功能最大的代谢器官，它能将外来的或体内产生的有毒物质进行分解，使其随胆汁或尿液排出体外。

肝脏具有再生能力。手术中切除的肝叶会在一段时间后重新生长。

胆汁库（胆汁能促进消化）

当人们处于饥饿状态时，胃肠的蠕动会明显加快，这时候肚子就会发出咕咕咕的声音。

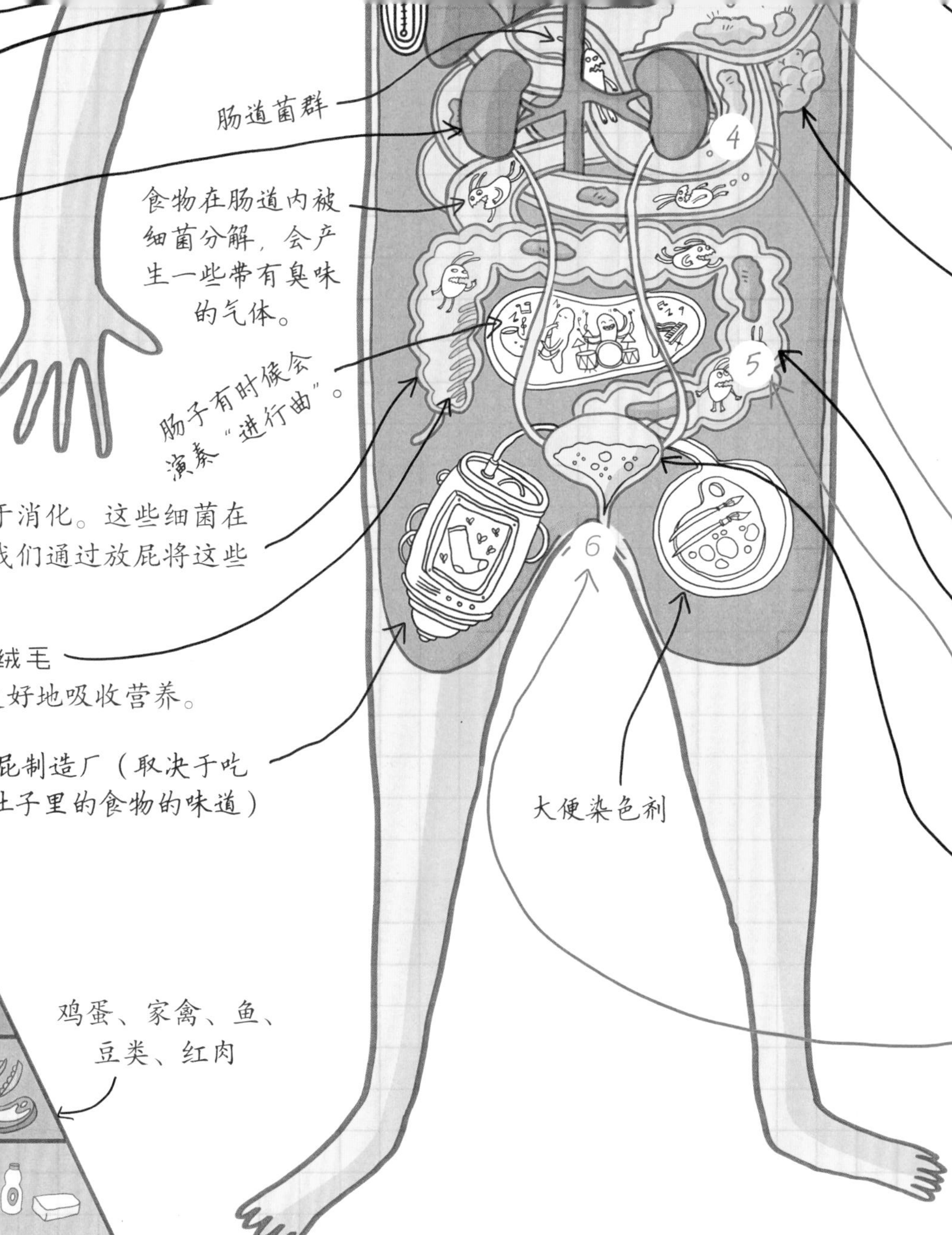

胆囊

肝脏是重要的热能供给器官。

肾脏

肾脏的基本功能是生成尿液，排出部分体内代谢产生的废物和有毒物质。

肠道菌群

食物在肠道内被细菌分解，会产生一些带有臭味的气体。

肠子有时候会演奏“进行曲”。

肠道中的益生菌有助于消化。这些细菌在分解食物时会产生气体，我们通过放屁将这些气体排出体外。

肠绒毛

肠绒毛可以帮人体更好地吸收营养。

臭屁制造厂（取决于吃到肚子里的食物的味道）

大便染色剂

胃

里面的胃酸具有很强的腐蚀性，甚至可以将电路板完全分解！胃壁最外侧的浆膜层包裹着胃，以免胃壁被胃酸腐蚀。

3. 胃里的消化液能帮助分解食物，抑制并杀死里面的细菌，食物在这里被初步消化后进入小肠。

胰腺

生产消化所必需的酶和调节糖代谢的激素（如胰岛素，当它生产不足时，就会引发糖尿病）。

4. 小肠是食物消化吸收的重要场所。

小肠在吸收营养物质时会蠕动，如果蠕动过慢就会引起便秘。

5. 无益和未消化的食物残渣进入大肠，大肠对它们进行处理。

健康的便便多是黄色或褐色的，如果便便的颜色发生了变化，可能是与某种疾病或是吃的某种食物有关。

6. 我们在厕所中将便便排出。

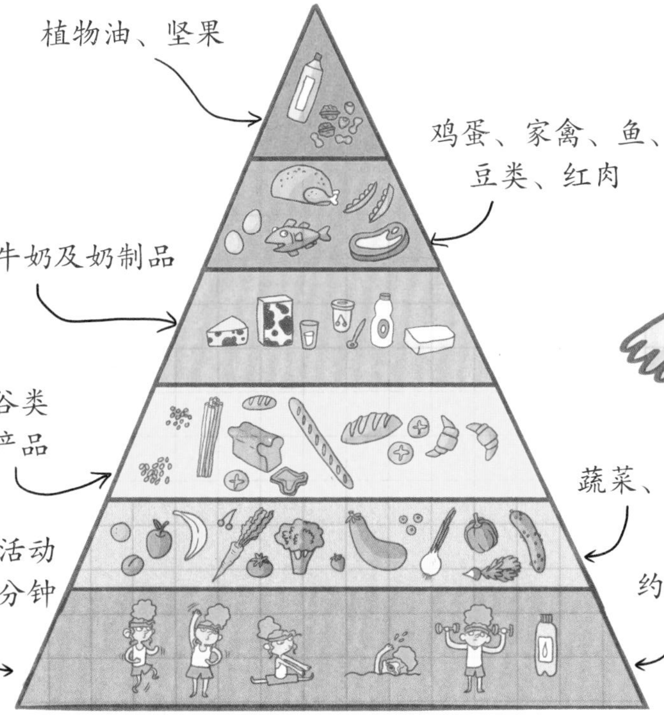
植物油、坚果
鸡蛋、家禽、鱼、豆类、红肉
牛奶及奶制品
谷类产品
蔬菜、水果
体力活动约30分钟
约1.5升的水

（波兰）

没有食物我们的身体就无法工作，就像汽车没有燃料无法行驶一样。我们每天要吃各种各样的食物，摄入必需的水分，还要做一些适当的运动。我们可以根据居民膳食宝塔来安排自己的饮食。

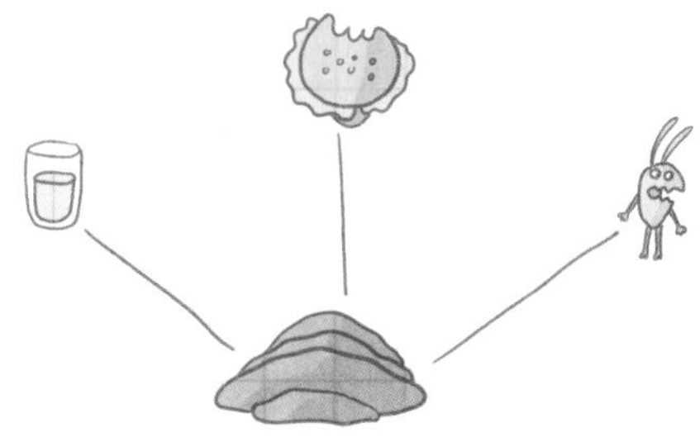

便便

它是水、未消化的食物残渣、死去的细菌和肠道黏液的混合物。

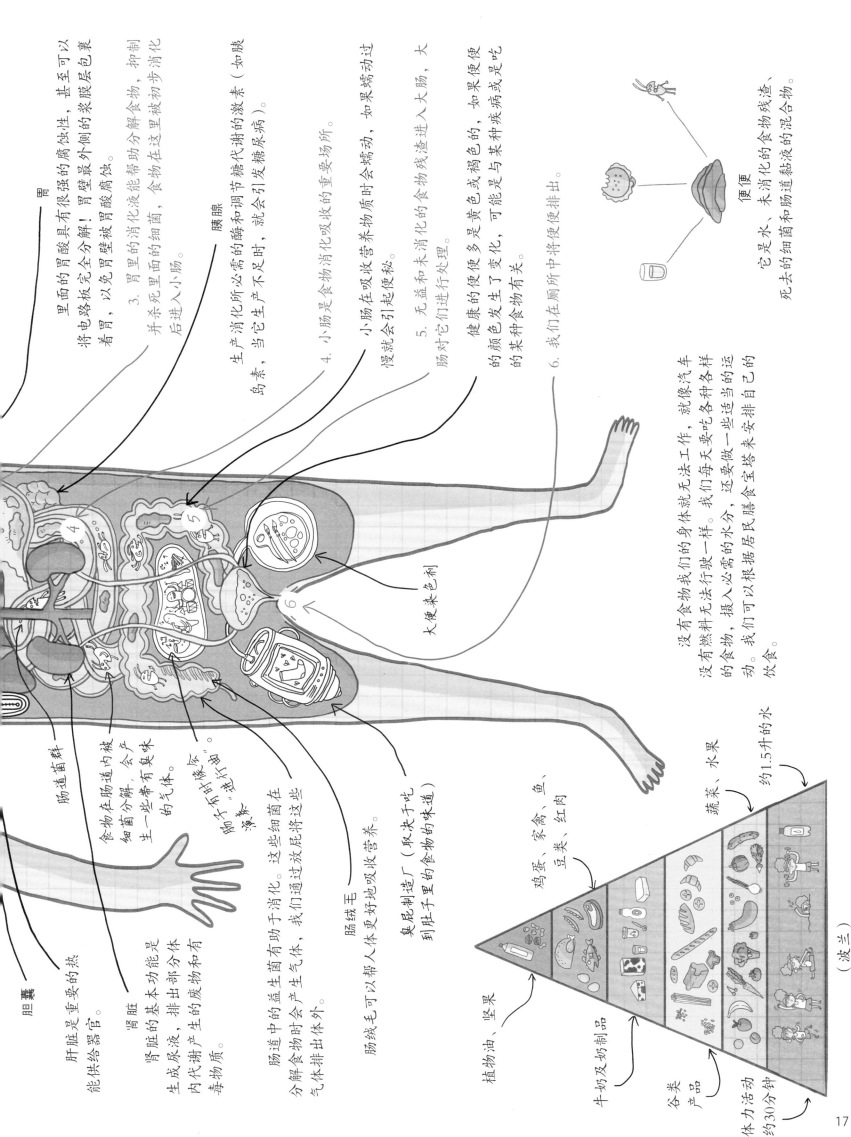

呼吸

呼吸，指的是呼气和吸气，我们吸入氧气，呼出二氧化碳。缺少氧气，人就无法存活。

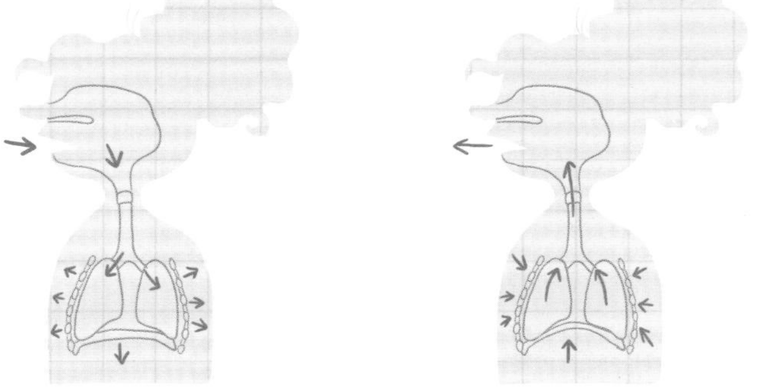

吸气

吸气时，膈肌下降，肋骨和胸骨上升，胸部和肺部充气扩张。

呼气

呼气时，膈肌上升，肋骨和胸骨下降，胸部和肺部收缩，气体排出。

打喷嚏

当灰尘、花粉或细菌刺激鼻黏膜时，我们就会打喷嚏、喷出飞沫，一个喷嚏可以喷出10万个唾液飞沫，所以为了他人健康考虑，我们在打喷嚏的时候应该遮住口鼻。

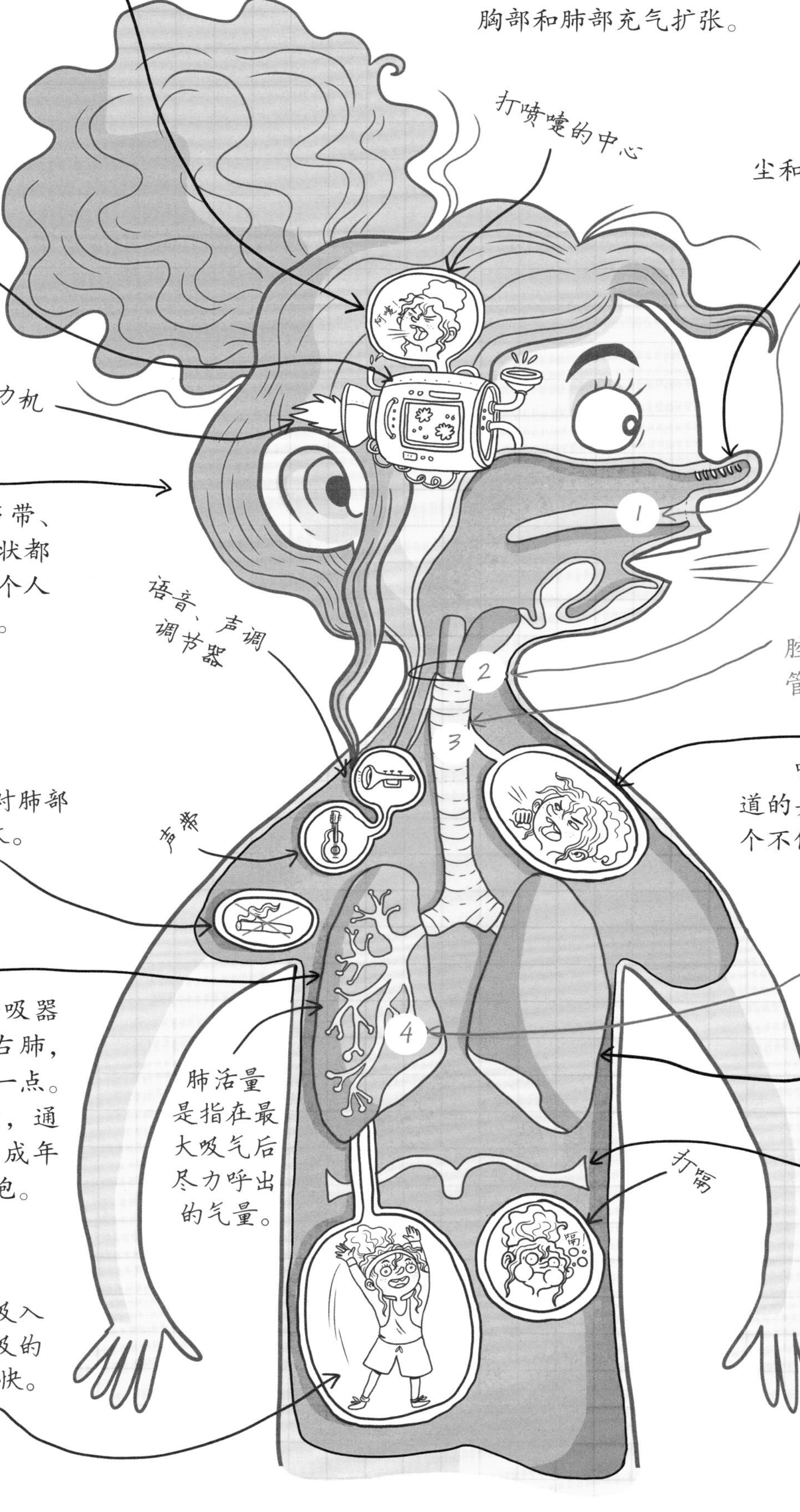

打喷嚏的中心
会打喷嚏的机器
阿嚏!
增加喷嚏威力的动力机
语音、声调调节器
声带
1
2
3
4
打嗝
嗝!

鼻毛可以过滤空气中的灰尘和细菌。

1. 我们通过鼻子和嘴巴吸入空气。

2. 空气到达咽喉，咽喉有一个非常重要的器官——会厌。当我们呼吸或说话时，会厌向上，使喉腔开放。吞咽食物时，会厌则向下盖住气管，不让食物进入气管。

3. 空气依次经过鼻腔、咽喉、气管和支气管，最后进入肺部。

声音

每个人的声带、喉咙、口腔的形状都不相同，所以每个人的声音各有特色。

咳嗽

咳嗽可以帮助我们清除呼吸道的异物和分泌物，但如果你咳个不停，就需要去医院治疗。

吸烟有害健康，对肺部的伤害格外大。

4. 氧气到达肺泡，吸入肺泡的气体透过呼吸膜进入血液。

肺

肺是人体的呼吸器官，分为左肺和右肺，左肺比右肺稍微小一点。气体进入我们体内，通过肺泡进行交换。成年人有3亿～4亿个肺泡。

肺活量是指在最大吸气后尽力呼出的气量。

肺的表面被胸膜覆盖。

膈膜

胸腔和腹腔之间的膜状肌肉，膈肌如果发生痉挛，就会引起打嗝。

锻炼时，我们会吸入更多的空气，呼吸的速度也会比平时快。

肌肉

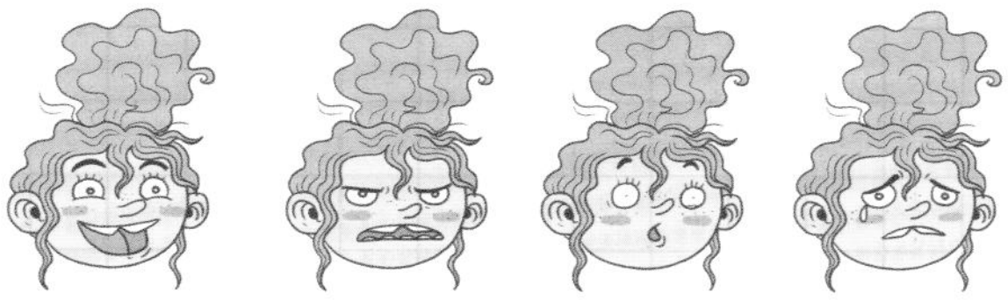

肌肉是我们身体的重要组成部分，它帮助我们走路、跳跃、攀爬等，我的动作都是在肌肉的牵引下完成的。

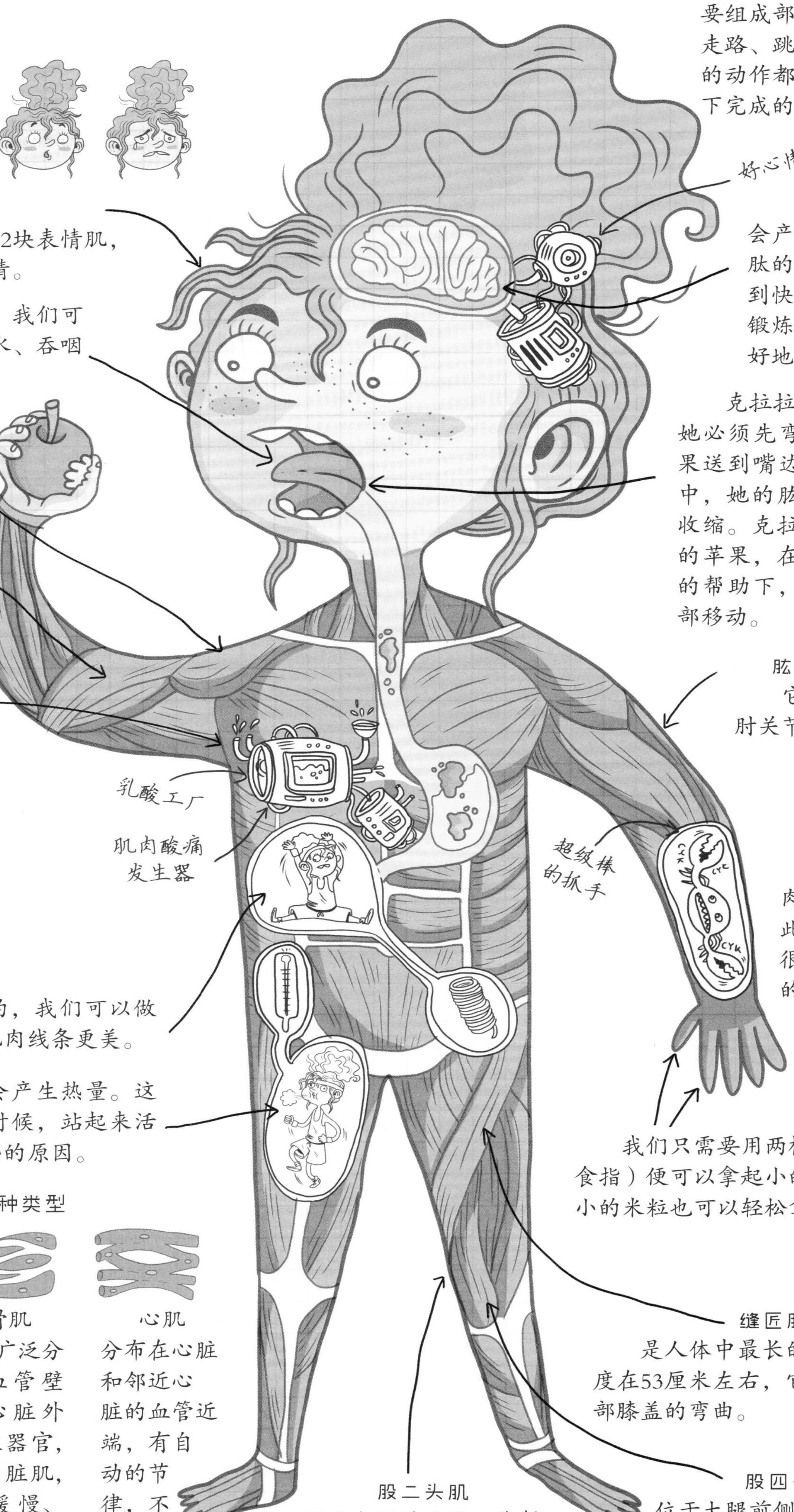

好心情制造机
乳酸工厂
肌肉酸痛发生器
超级棒的抓手

面部肌肉
我们的面部共有42块表情肌，它们控制着我们的表情。

在舌头的帮助下，我们可以吃东西、说话、喝水、吞咽食物。

运动时，身体内会产生一种叫作内啡肽的物质，它让人感到快乐。适度的体育锻炼，可以让我们更好地思考和学习。

克拉拉想吃一个苹果。她必须先弯曲手臂，把苹果送到嘴边。在这个过程中，她的肱二头肌进行了收缩。克拉拉吃进嘴巴里的苹果，在食管壁平滑肌的帮助下，沿着食管向胃部移动。

肩膀
肩部三角肌

肱二头肌
弯曲手臂，看看你的肱二头肌。

肱三头肌
它可以控制肘关节的运动。

肌肉酸痛
我们经常在大量运动后感到肌肉酸痛，这是因为在剧烈的高强度运动中，身体内的葡萄糖会转化成乳酸，乳酸堆积到一定程度，就会出现肌肉酸痛的情况。

手部的肌肉很发达，因此，手可以做很多极为精细的动作。

肌肉是有弹性的，我们可以做一些拉伸运动，使肌肉线条更美。

肌肉在运动时会产生热量。这是为什么感觉冷的时候，站起来活动活动就会暖和一些的原因。

我们只需要用两根手指（拇指和食指）便可以拿起小的物体，就连很小的米粒也可以轻松拿起。

肌肉的三种类型

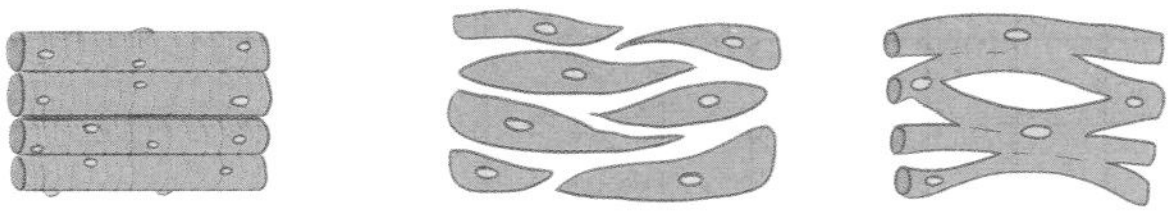

骨骼肌
骨骼肌就是附着在骨骼上的肌肉，在显微镜下观察呈横纹状，也叫横纹肌。

平滑肌
平滑肌广泛分布于血管壁和除心脏外的内脏器官，也叫内脏肌，收缩缓慢、持久。

心肌
分布在心脏和邻近心脏的血管近端，有自动的节律，不受意识支配。

缝匠肌
是人体中最长的肌肉，平均长度在53厘米左右，它控制着我们腿部膝盖的弯曲。

股二头肌
位于大腿的后面，能帮助我们屈小腿、伸大腿。

股四头肌
位于大腿前侧，块头较大。

血液和心脏

血液是在人的血管和心脏中流动的一种红色不透明的黏稠液体，能够调节人体的温度。血液中含有多种营养成分，能为身体输送营养和氧气。血液中还储存着身体的健康信息，很多疾病可以通过血液化验检查出来，也有很多疾病会通过血液来传播。

肿块

肌肉如果碰伤，受伤部位的毛细血管会出血，这会导致受伤部位出现肿块。肿块出现后24小时内，我们可以用冰块冷敷受伤的部位，缓解疼痛。

脸红

在遇到危险、有压力或情绪激动的时候，大脑会向身体发出需要更多血液的指令。脸颊上的毛细血管非常丰富，所以比起其他部位，我们的脸颊更容易发红。

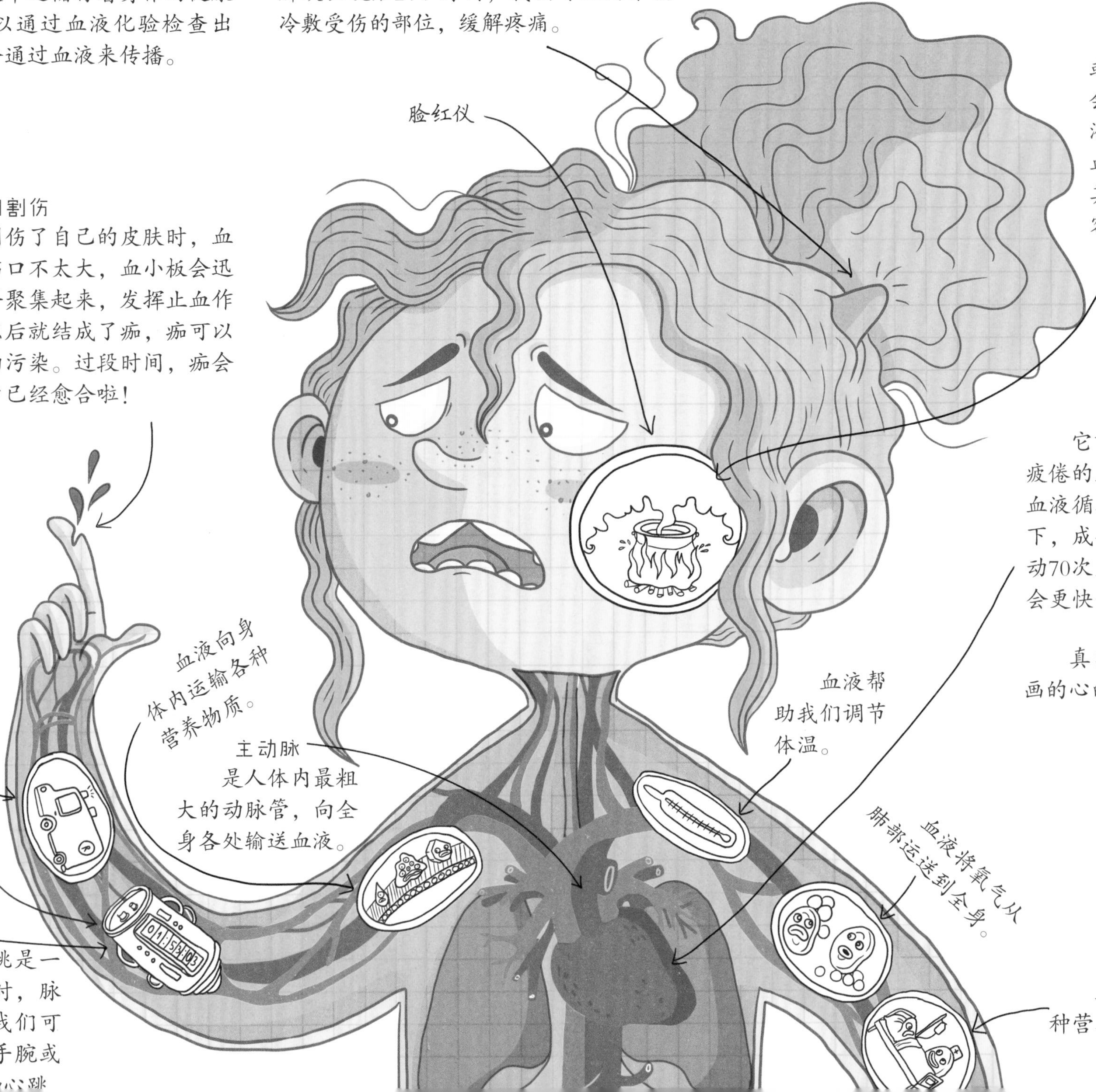
脸红仪
血小板可以帮助伤口愈合。
心率起动机
血液向身体内运输各种营养物质。
主动脉是人体内最粗大的动脉管，向全身各处输送血液。
血液帮助我们调节体温。
血液将氧气从肺部运送到全身。
血液中有各种营养成分。

切割伤

当我们不小心划伤了自己的皮肤时，血就会流出来，如果伤口不太大，血小板会迅速地黏附在伤口处并聚集起来，发挥止血作用，凝块变硬变干以后就结成了痂，痂可以保护伤口免受细菌的污染。过段时间，痂会自然脱落，这时伤口已经愈合啦！

心脏

它重约300克，像一台永不疲倦的发动机一样，为身体的血液循环提供动力。一般情况下，成年人的心脏每分钟会跳动70次左右。儿童的心跳频率会更快一些。

真实的心脏不是像我们经常画的心的形状，它其实是这样的：

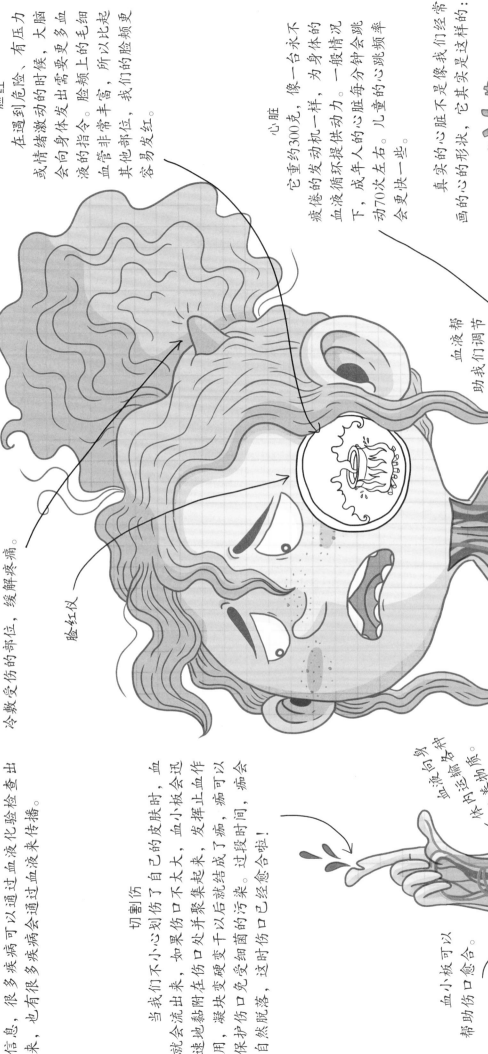

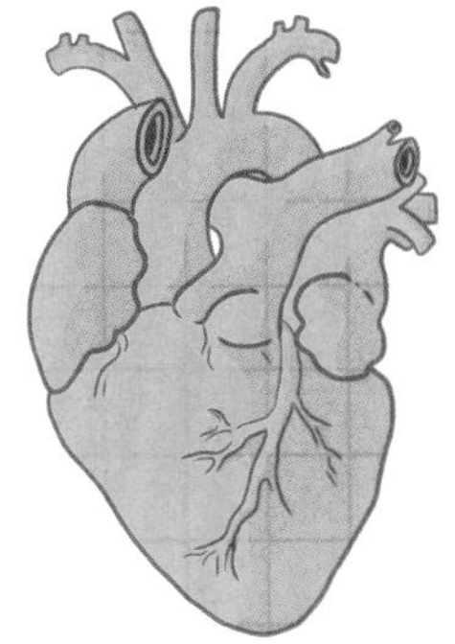

脉搏

正常人的脉搏和心跳是一致的。运动和情绪激动时，脉搏跳动的速度会加快。我们可以把手放在另一只手的手腕或胸口，感受自己的脉搏和心跳

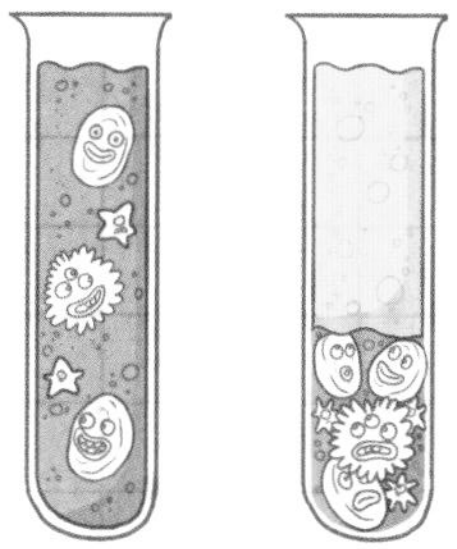

血液的成分

血液由淡黄色的血浆和血细胞组成。采血后，将血液装入试管放置一段时间，血细胞会沉降，并与血浆分离。

血液可以将代谢的产物运到肾脏，通过小便将其排出。

血液中含有：

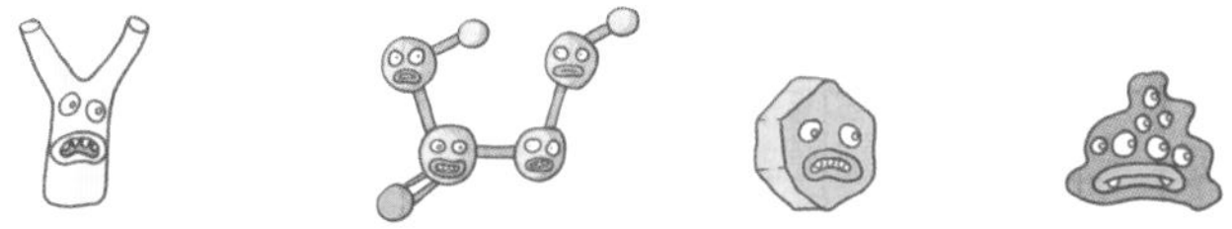

对抗病毒和细菌的抗体	调节机体生理过程的激素	为身体提供燃料的营养素	代谢产物

血细胞里面有：

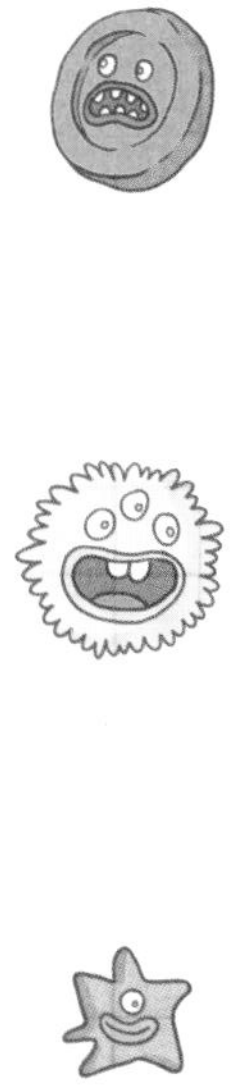

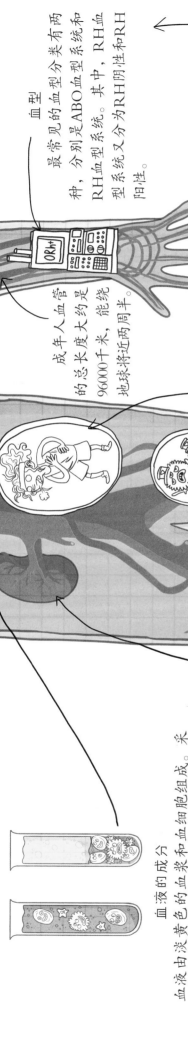

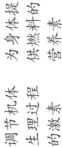

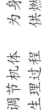

红细胞

红细胞是血液中数量最多的一类血细胞，也是血液呈现红色的原因。红细胞既能输送氧气，又能输送二氧化碳。

白细胞

它们的个头比红细胞大。白细胞是保护身体的卫士，当病菌入侵我们的身体时，它们会自发地组织起来，抵御病菌的攻击。

血小板

它们个头不大，却能发挥很大的作用，正是由于它们，伤口处的血液才会凝结，促进伤口愈合。

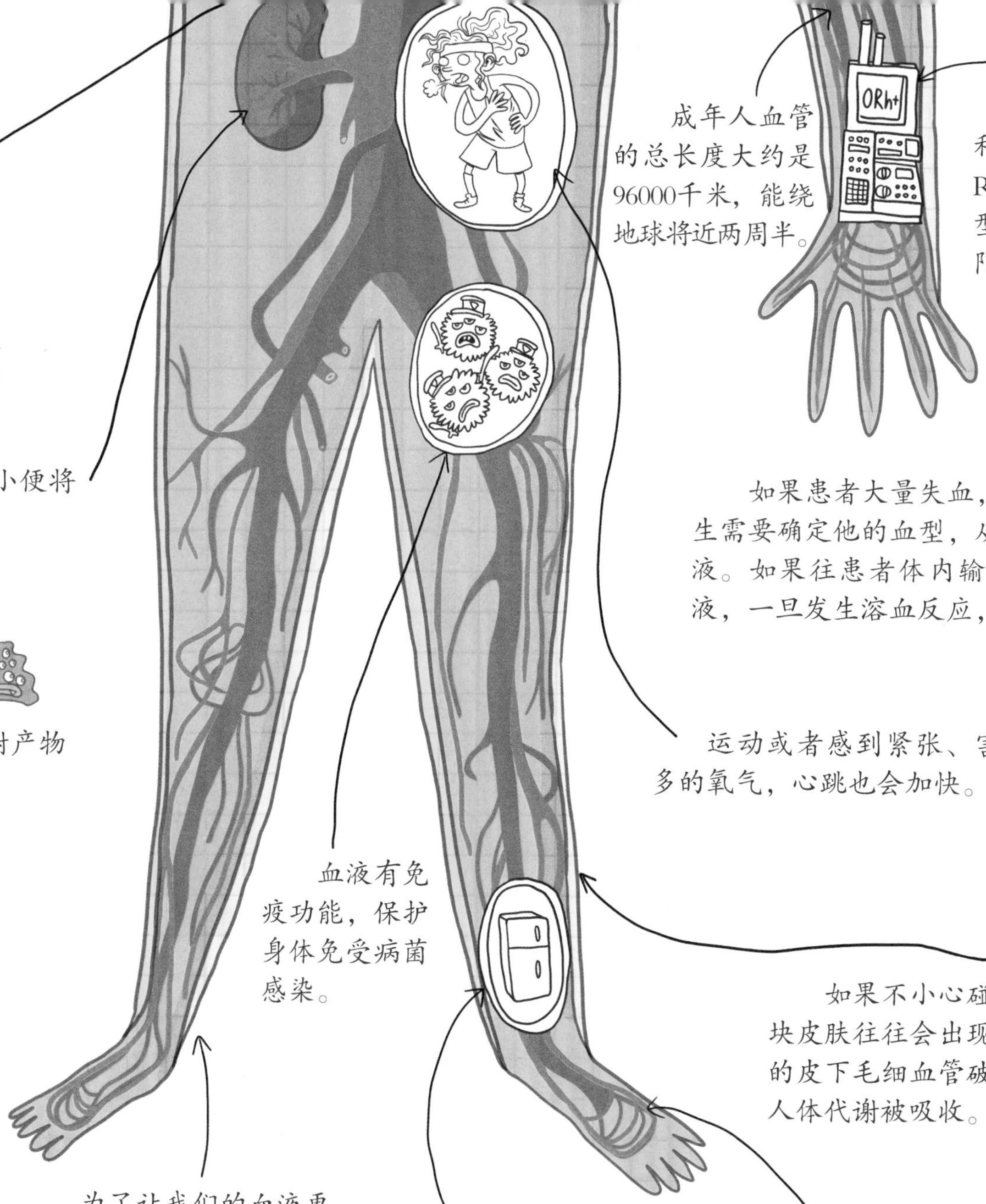

成年人血管的总长度大约是96000千米，能绕地球将近两周半。

血型

最常见的血型分类有两种，分别是ABO血型系统和RH血型系统。其中，RH血型系统又分为RH阴性和RH阳性。

如果患者大量失血，就需要输血。输血前，医生需要确定他的血型，从而选择与他血型相配的血液。如果往患者体内输入了与其血型不相配的血液，一旦发生溶血反应，会非常危险。

运动或者感到紧张、害怕时，身体会需要更多的氧气，心跳也会加快。

血液有免疫功能，保护身体免受病菌感染。

碰伤

如果不小心碰到了硬物，被碰到的那一块皮肤往往会出现瘀青，这是由于碰伤部位的皮下毛细血管破裂而导致的，一般会经过人体代谢被吸收。

为了让我们的血液更健康，均衡饮食十分重要。平时我们要多吃富含铁、叶酸等成分的食物，如果缺乏铁元素，可能会引发贫血。

冬天，如果我们的手脚露在外面，就会变得很凉。这是因为温度低的时候，体表血管收缩，血液循环不畅，血液会优先满足重要器官（心脏、大脑、肺）的需要，流向手脚的血液变少了。

透过皮肤，我们能看见青色的静脉血管。

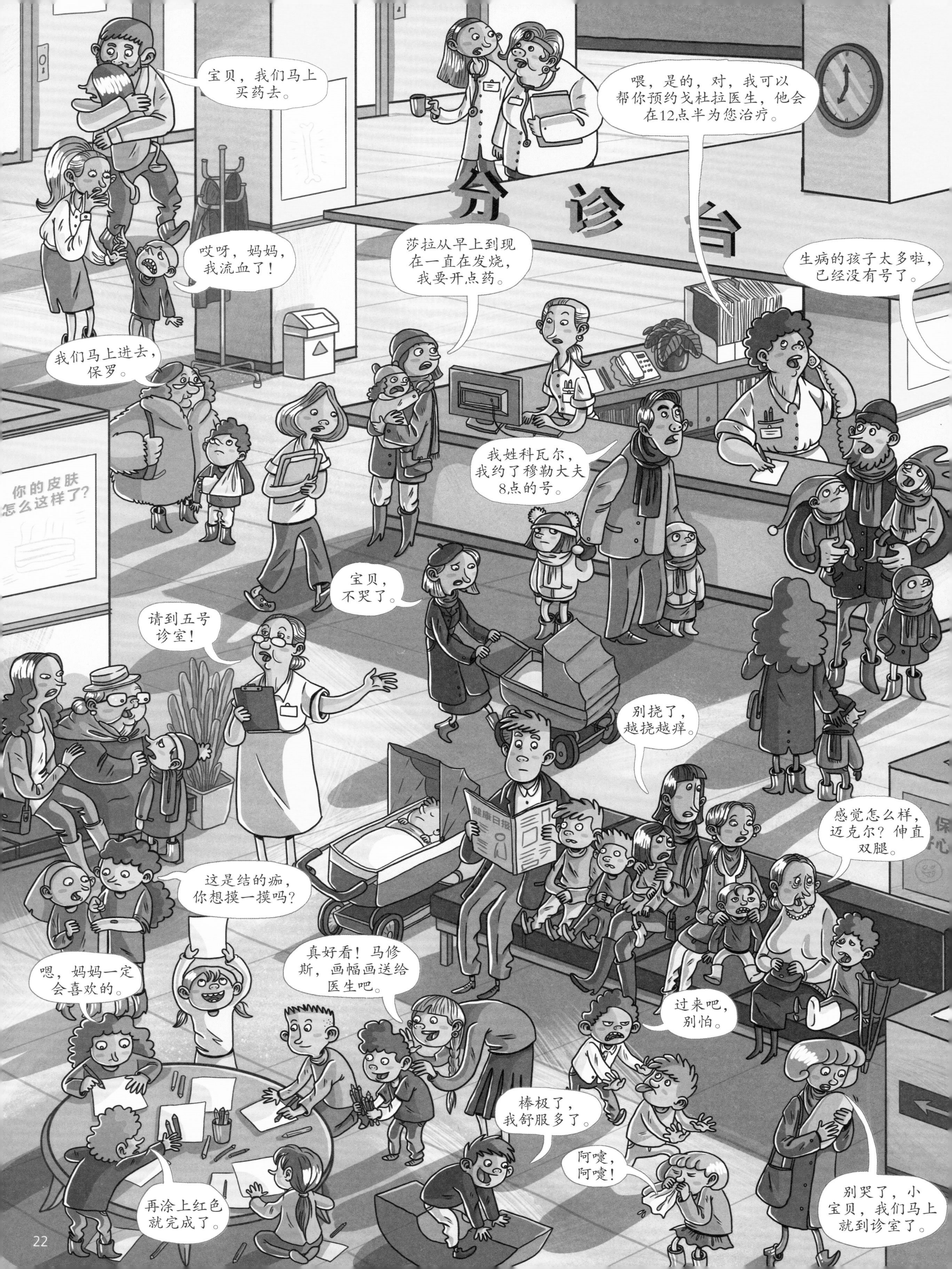
宝贝，我们马上买药去。
喂，是的，对，我可以帮你预约戈杜拉医生，他会在12点半为您治疗。
分诊台
哎呀，妈妈，我流血了！
莎拉从早上到现在一直在发烧，我要开点药。
生病的孩子太多啦，已经没有号了。
我们马上进去，保罗。
你的皮肤怎么这样了?
我姓科瓦尔，我约了穆勒大夫8点的号。
宝贝，不哭了。
请到五号诊室！
别挠了，越挠越痒。
健康日报
感觉怎么样，迈克尔？伸直双腿。
这是结的痂，你想摸一摸吗？
嗯，妈妈一定会喜欢的。
真好看！马修斯，画幅画送给医生吧。
过来吧，别怕。
棒极了，我舒服多了。
阿嚏，阿嚏！
再涂上红色就完成了。
别哭了，小宝贝，我们马上就到诊室了。

第四部分 身体保护系统

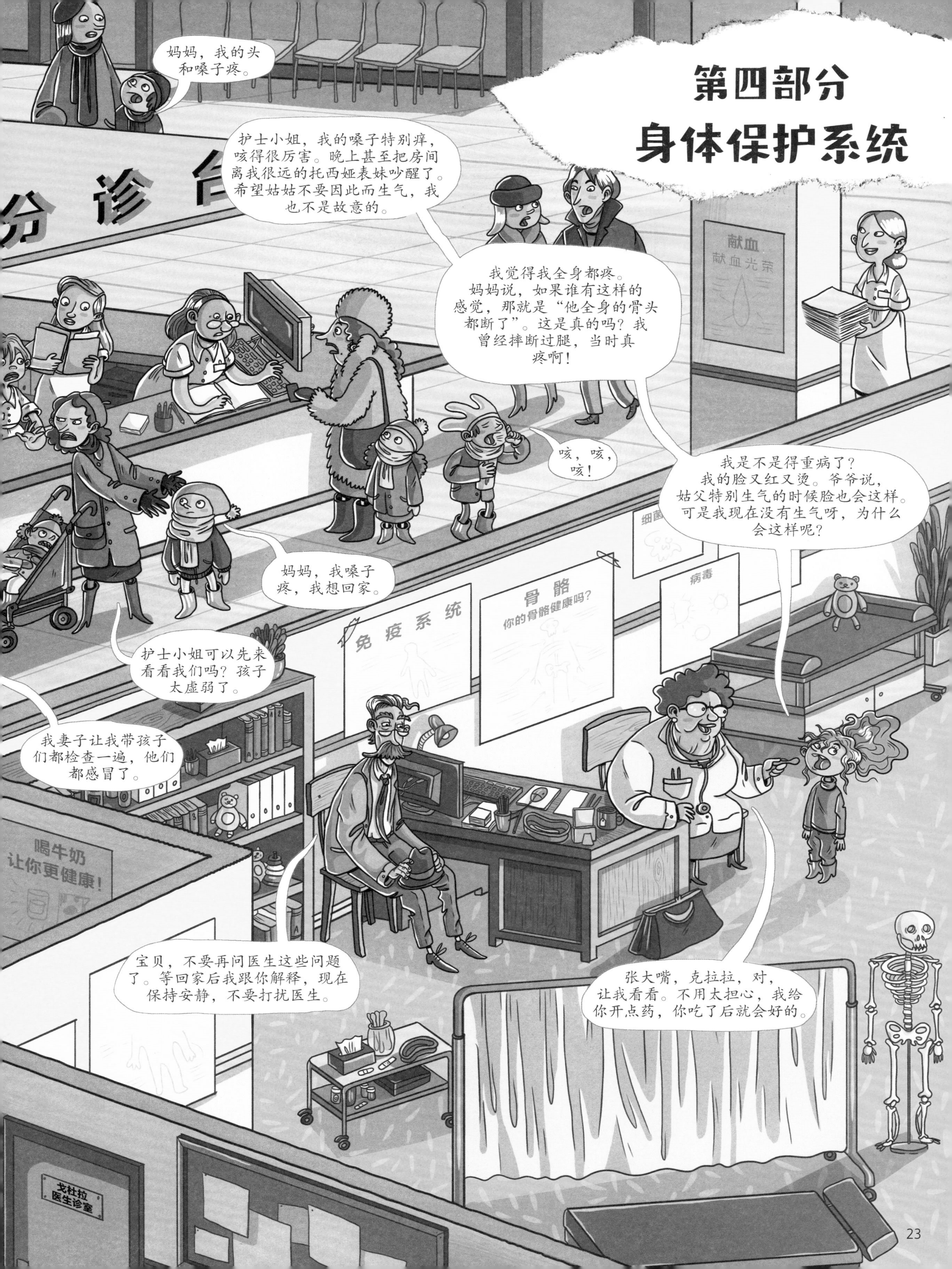
妈妈，我的头和嗓子疼。
分诊台
护士小姐，我的嗓子特别痒，咳得很厉害。晚上甚至把房间离我很远的托西娅表妹吵醒了。希望姑姑不要因此而生气，我也不是故意的。
我觉得我全身都疼。妈妈说，如果谁有这样的感觉，那就是“他全身的骨头都断了”。这是真的吗？我曾经摔断过腿，当时真疼啊！
献血
献血光荣
咳，咳，咳！
我是不是得重病了？我的脸又红又烫。爷爷说，姑父特别生气的时候脸也会这样。可是我现在没有生气呀，为什么会这样呢？
妈妈，我嗓子疼，我想回家。
细菌
病毒
骨骼
你的骨骼健康吗？
免疫系统
护士小姐可以先来看看我们吗？孩子太虚弱了。
我妻子让我带孩子们都检查一遍，他们都感冒了。
喝牛奶
让你更健康！
宝贝，不要再问医生这些问题了。等回家后我跟你解释，现在保持安静，不要打扰医生。
张大嘴，克拉拉，对，让我看看。不用太担心，我给你开点药，你吃了后就会好的。
戈杜拉
医生诊室

皮肤和触觉

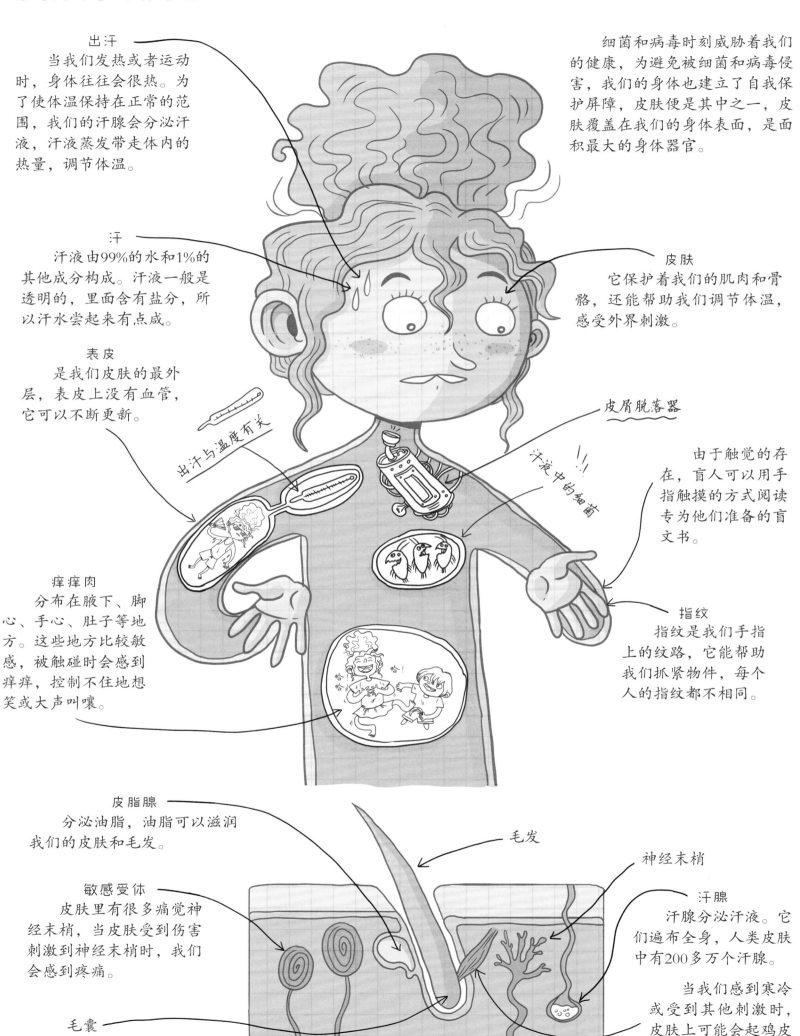

出汗

当我们发热或者运动时，身体往往会很热。为了使体温保持在正常的范围，我们的汗腺会分泌汗液，汗液蒸发带走体内的热量，调节体温。

细菌和病毒时刻威胁着我们的健康，为避免被细菌和病毒侵害，我们的身体也建立了自我保护屏障，皮肤便是其中之一，皮肤覆盖在我们的身体表面，是面积最大的身体器官。

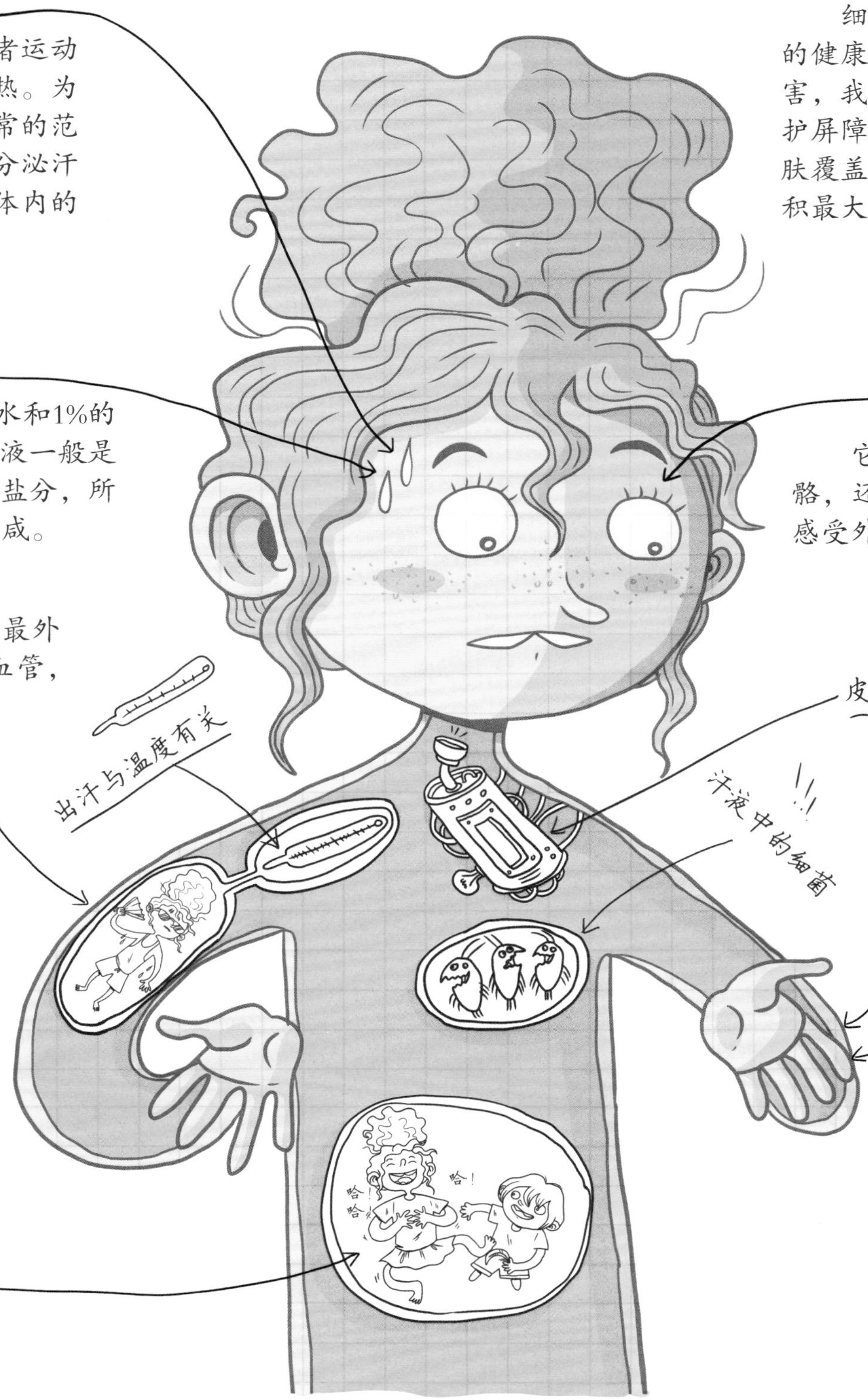

汗

汗液由99%的水和1%的其他成分构成。汗液一般是透明的，里面含有盐分，所以汗水尝起来有点咸。

皮肤

它保护着我们的肌肉和骨骼，还能帮助我们调节体温，感受外界刺激。

表皮

是我们皮肤的最外层，表皮上没有血管，它可以不断更新。

由于触觉的存在，盲人可以用手指触摸的方式阅读专为他们准备的盲文书。

痒痒肉

分布在腋下、脚心、手心、肚子等地方。这些地方比较敏感，被触碰时会感到痒痒，控制不住地想笑或大声叫嚷。

指纹

指纹是我们手指上的纹路，它能帮助我们抓紧物件，每个人的指纹都不相同。

皮脂腺

分泌油脂，油脂可以滋润我们的皮肤和毛发。

毛发

神经末梢

敏感受体

皮肤里有很多痛觉神经末梢，当皮肤受到伤害刺激到神经末梢时，我们会感到疼痛。

汗腺

汗腺分泌汗液。它们遍布全身，人类皮肤中有200多万个汗腺。

当我们感到寒冷或受到其他刺激时，皮肤上可能会起鸡皮疙瘩。

毛囊

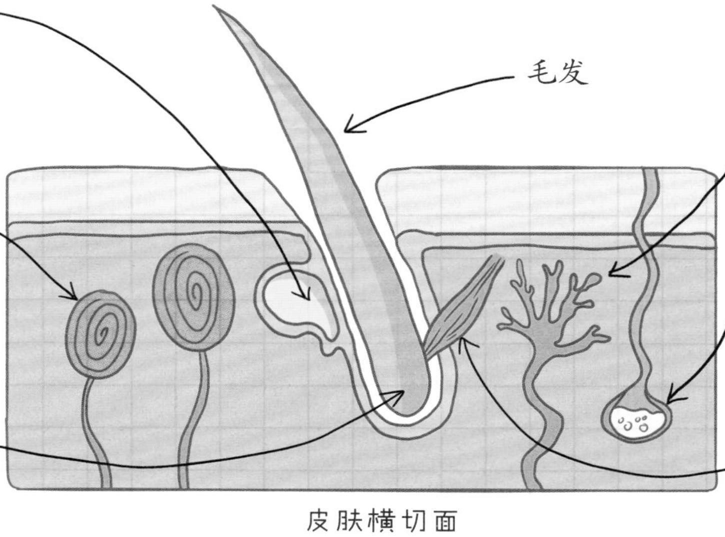

皮肤横切面

身体的卫士

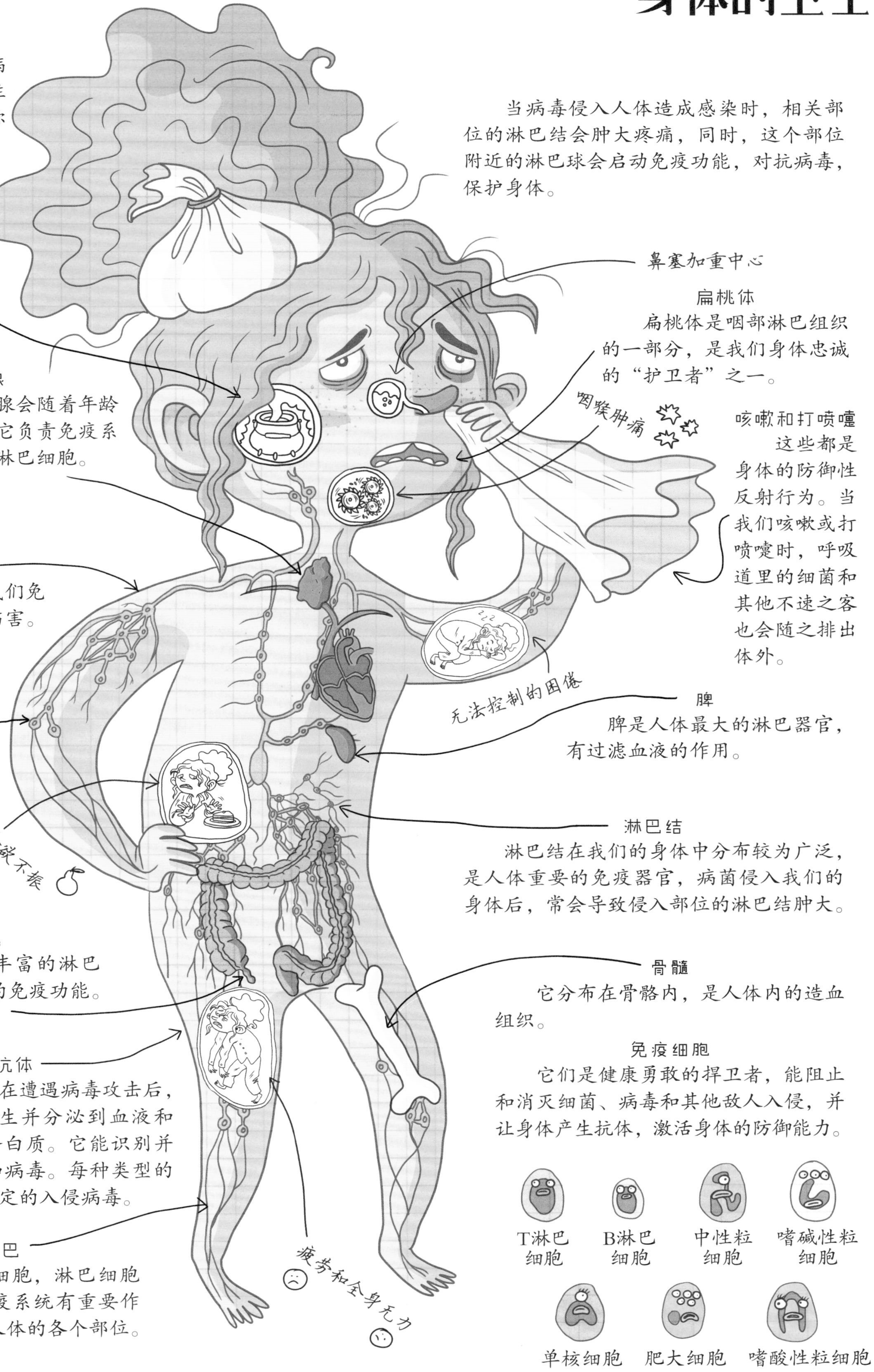

鼻塞加重中心
咽喉肿痛
无法控制的困倦
周期性食欲不振
疲劳和全身无力
T淋巴细胞
B淋巴细胞
中性粒细胞
嗜碱性粒细胞
单核细胞
肥大细胞
嗜酸性粒细胞

发热

身体在与病菌做斗争时，往往会发热，俗称发烧。

当病毒侵入人体造成感染时，相关部位的淋巴结会肿大疼痛，同时，这个部位附近的淋巴球会启动免疫功能，对抗病毒，保护身体。

扁桃体

扁桃体是咽部淋巴组织的一部分，是我们身体忠诚的“护卫者”之一。

胸腺

成年后，胸腺会随着年龄的增长而萎缩，它负责免疫系统的发育并产生淋巴细胞。

咳嗽和打喷嚏

这些都是身体的防御性反射行为。当我们咳嗽或打喷嚏时，呼吸道里的细菌和其他不速之客也会随之排出体外。

疫苗

疫苗能让我们免遭某些疾病的伤害。

淋巴结

脾

脾是人体最大的淋巴器官，有过滤血液的作用。

淋巴结

淋巴结在我们的身体中分布较为广泛，是人体重要的免疫器官，病菌侵入我们的身体后，常会导致侵入部位的淋巴结肿大。

阑尾

阑尾内有丰富的淋巴组织，有重要的免疫功能。

骨髓

它分布在骨骼内，是人体内的造血组织。

抗体

抗体是人体在遭遇病毒攻击后，由B淋巴细胞产生并分泌到血液和淋巴中的一种蛋白质。它能识别并消灭一些细菌和病毒。每种类型的抗体都会对抗特定的入侵病毒。

免疫细胞

它们是健康勇敢的捍卫者，能阻止和消灭细菌、病毒和其他敌人入侵，并让身体产生抗体，激活身体的防御能力。

淋巴

内含淋巴细胞，淋巴细胞对于人体的免疫系统有重要作用。它存在于人体的各个部位。

骨架和骨头

骨架

骨架是我们身体的支架。它支撑着身体，塑造身体的形状并保护身体内部的重要器官。骨架由颅骨、躯干骨和四肢骨三大部分，以及可活动的关节和韧带组成。

颅骨

颅骨由23块扁骨和不规则骨组成。除了下颌骨和舌骨，其余的骨通过彼此借缝或软骨牢固连结，而不是像身体其他部位的骨骼一样由关节连接。头骨非常坚硬，它保护我们的大脑并支撑面部。

新生儿的颅骨还没有发育完全，骨与骨之间存在缝隙，在头骨的顶部和后部有囟门，囟门为头骨的生长留出了空间。

颌

颌骨是下巴上的骨头。因为有了颌骨，我们才能说话、咬东西、咀嚼，嘴部才能活动。

舌骨

舌骨是唯一不与任何其他骨骼相连的骨骼，它位于颈部，支撑着舌头。

喉结

人咽喉部位的软骨突起，是喉软骨中最大的一个。男女都有喉结，男孩进入青春期后，喉结会变大。

人的颈椎由7块椎骨组成。颈椎需要承载起头部的重量，也让头部有较大的活动范围。

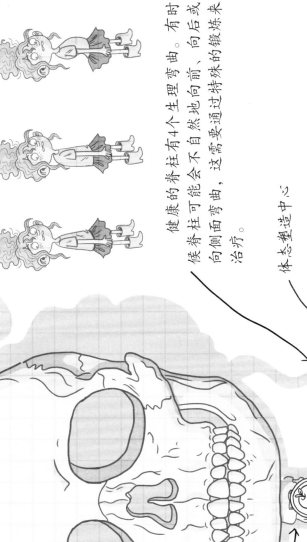

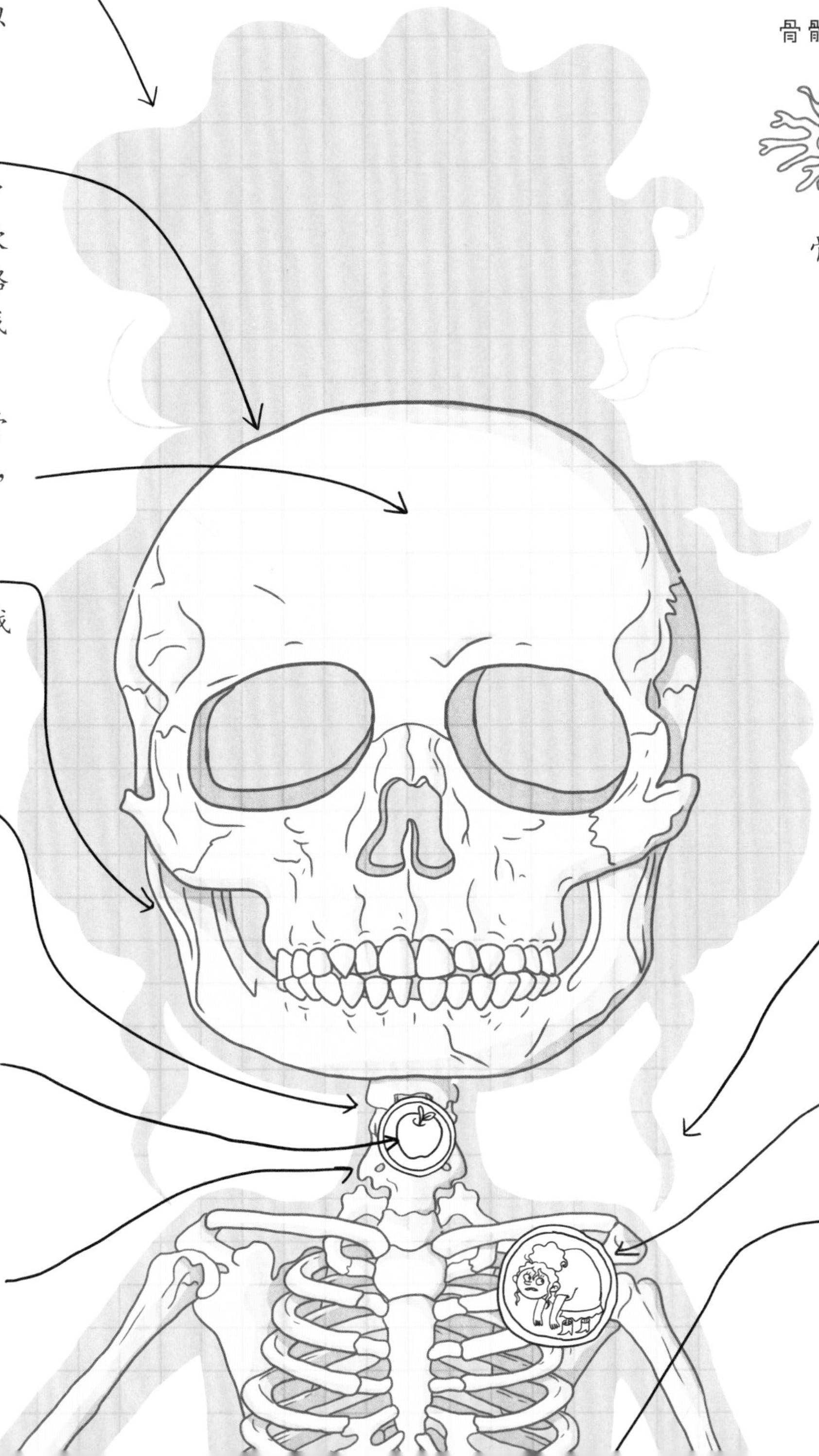

骨骼的成分：

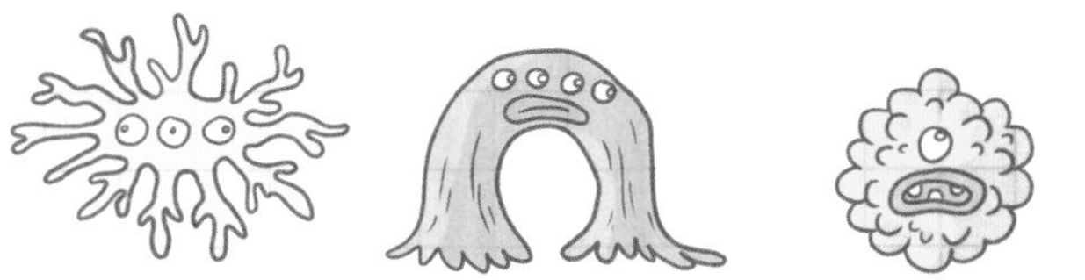

骨细胞

胶原蛋白，赋予骨骼柔韧性

矿物质（钙和磷），赋予骨骼硬度

健康的脊柱有4个生理弯曲。有时候脊柱可能会不自然地向前、向后或向侧面弯曲，这需要通过特殊的锻炼来治疗。

体态塑造中心

脊柱

脊柱是身体的支柱，由脊椎骨及椎间盘组成。它支撑和保护着我们的身体，帮助我们进行较大幅度的运动。

胸部骨骼

由12对肋骨和胸骨、肋软骨等组成。可以保护我们的心脏和肺。

尾骨

在脊柱的最末端，是人体进化过程中退化了的部分。

骨头中含有丰富的无机物，无机物不易被分解，所以，骨头可以保存很久，有的甚至还能在地质作用下成为化石。

多喝牛奶，有利于骨骼健康。

必须保护好自己的脊柱！如坐在椅子上的时候不要弯着腰，适量地提重物，购物时背双肩包。

手掌由27块骨头组成。

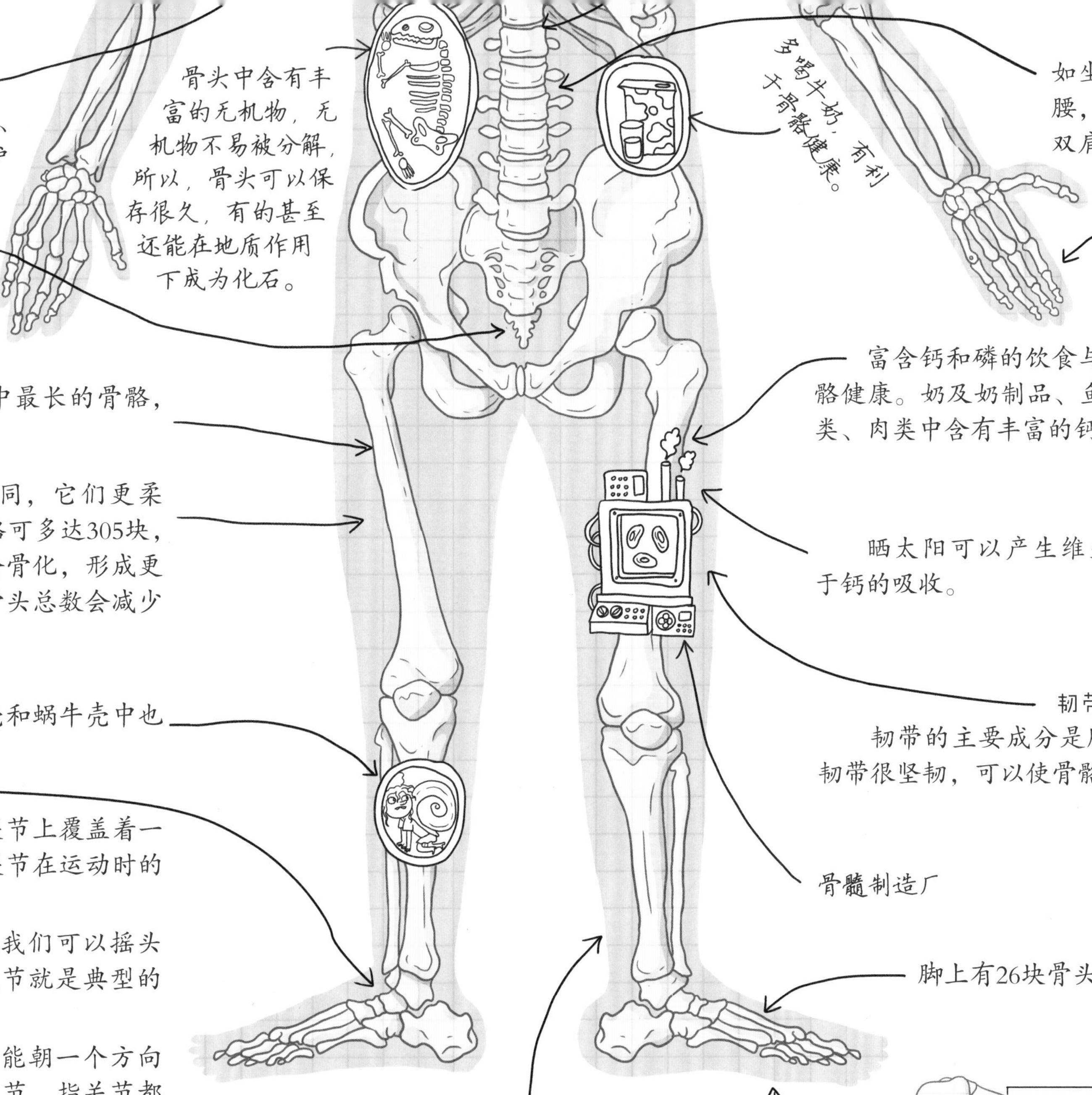

富含钙和磷的饮食与适量的锻炼有利于骨骼健康。奶及奶制品、鱼、大豆类、坚果、蛋类、肉类中含有丰富的钙和磷。

股骨即大腿骨，是人体中最长的骨骼，成年男性的股骨可达50厘米。

婴儿的骨骼与成人的不同，它们更柔韧，更有弹性。新生儿的骨骼可多达305块，随着时间的推移，一些软骨会骨化，形成更大的骨骼。到了成年时期，骨头总数会减少到206块。

晒太阳可以产生维生素D，维生素D有助于钙的吸收。

我们的骨骼中有钙，蛋壳和蜗牛壳中也有丰富的钙质。

韧带

韧带的主要成分是胶原纤维和弹力纤维。韧带很坚韧，可以使骨骼更稳定。

关节

关节将骨头连接起来。关节上覆盖着一层光滑的软骨，它可以减少关节在运动时的摩擦，减缓冲击。

骨髓制造厂

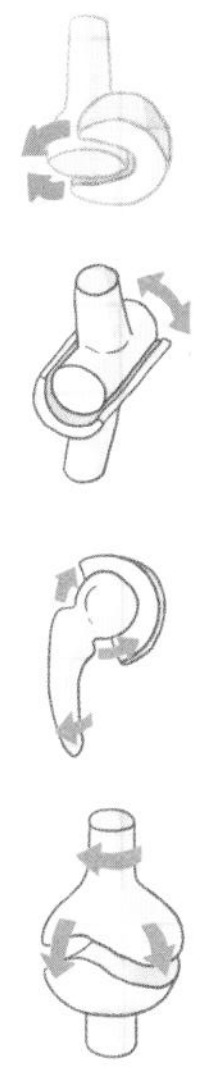

旋转关节：让我们可以摇头和旋转前臂，肘关节就是典型的旋转关节。

铰链关节：只能朝一个方向运动的关节，膝关节、指关节都是铰链关节。

球状关节：几乎可以向所有方向旋转，如肩关节。

鞍状关节：包含两个U形表面，彼此呈直角嵌合，如同马鞍置于马背上。常见于拇指与手指骨的相连处。

脚上有26块骨头。

如果摄入的钙不足，会导致骨骼发育不良，增加骨折的风险。

虽然骨头非常坚硬，但它们也会受伤。如果发生了骨折，要去医院治疗，使骨头更好地愈合。

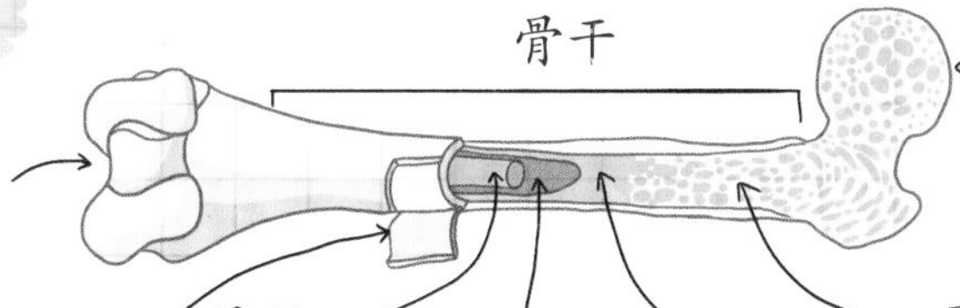

长骨主要分布在四肢，如股骨、胫骨等。长骨是比较容易发生骨折的部位，一旦发生骨折，它的愈合时间会很长，我们在运动的时候，一定要注意保护自己，避免受伤。

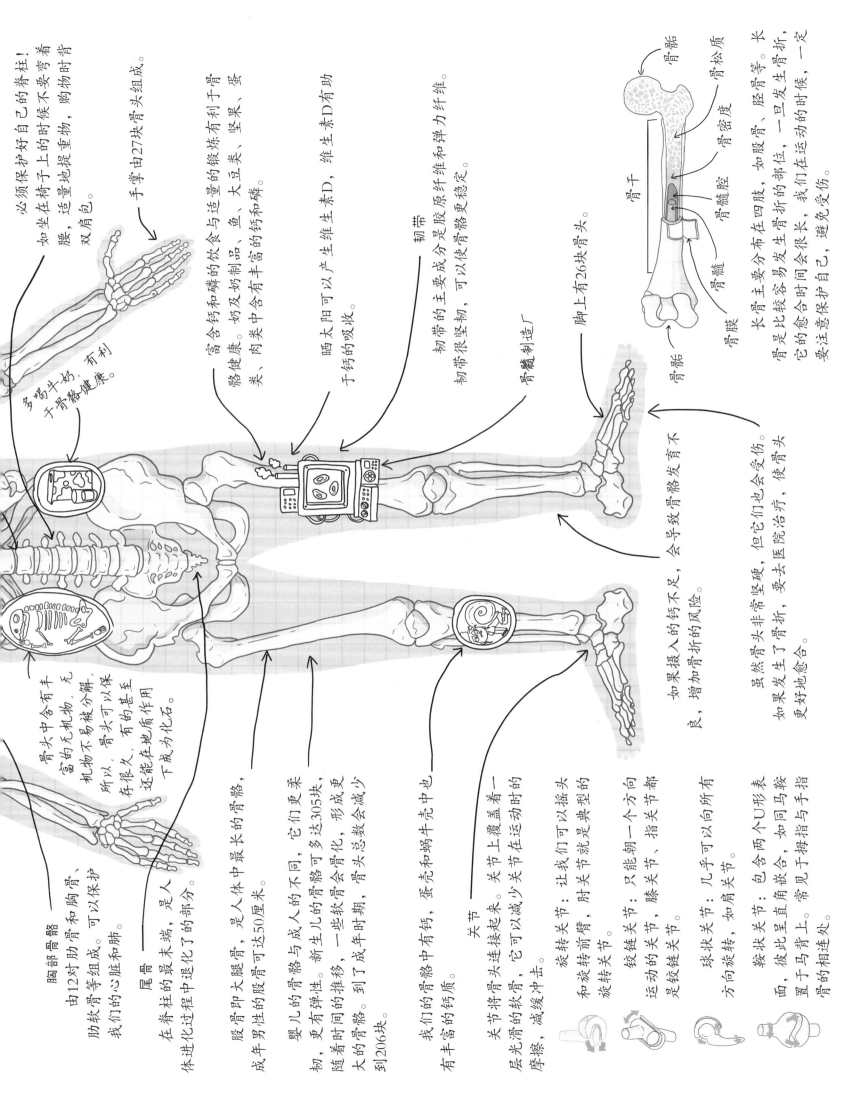

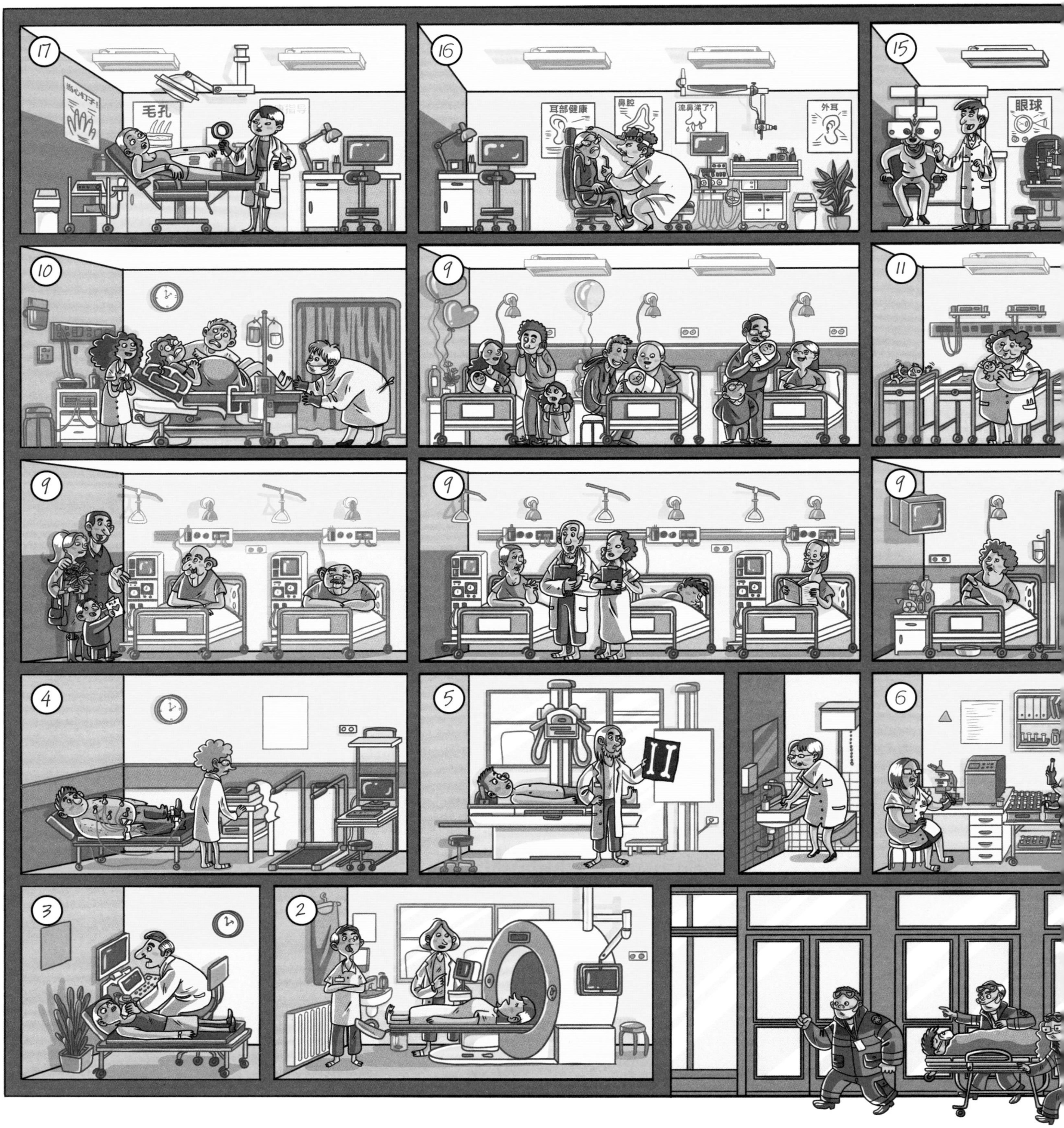

1. 分诊台：这里的工作人员会将患者分配到合适的专科医生处。

2. 核磁共振室：核磁共振是一种先进的检查手段，能检查身体各个部位的病变。

3. B超室：超声检查可以让医生看到肾脏、肝脏等脏器的情况，还能看到准妈妈肚子里的胎儿。

4. 心电图室：在这里检查心脏的活动状况。

5. 放射科：可拍摄X光片，帮助医生判断骨骼的情况。如果发生了骨折，X光片可以清晰地显示出来。

6. 检验科：这里的工作人员会检验血液、小便和大便的成分。

7. 康复科：很多做过手术的患者需要来这里调养身体，医生的专业指导会让患者更快、更好地恢复健康。

8. 重症监护室：这里的患者处于病危状态，需要特别的医疗设备（如呼吸机）和医护人员的特殊护理来维持生命。

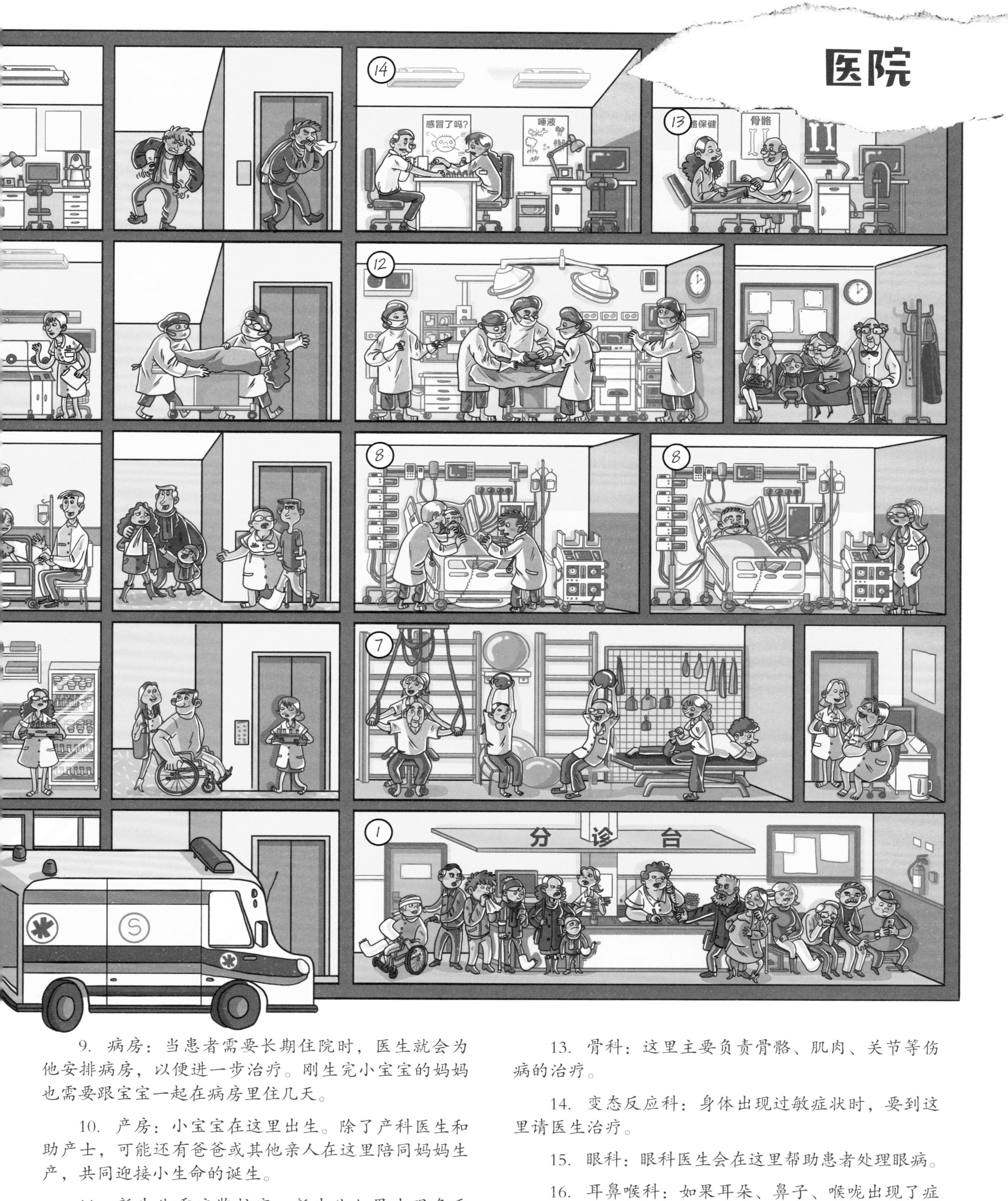

9. 病房：当患者需要长期住院时，医生就会为他安排病房，以便进一步治疗。刚生完小宝宝的妈妈也需要跟宝宝一起在病房里住几天。

10. 产房：小宝宝在这里出生。除了产科医生和助产士，可能还有爸爸或其他亲人在这里陪同妈妈生产，共同迎接小生命的诞生。

11. 新生儿重症监护室：新生儿如果出现危重症，需要在这里治疗。

12. 手术室：这里只允许医生、护士进入，他们在这里进行挽救生命或恢复健康所必需的复杂治疗。

13. 骨科：这里主要负责骨骼、肌肉、关节等伤病的治疗。

14. 变态反应科：身体出现过敏症状时，要到这里请医生治疗。

15. 眼科：眼科医生会在这里帮助患者处理眼病。

16. 耳鼻喉科：如果耳朵、鼻子、喉咙出现了症状，需要来这里就诊。

17. 皮肤科：当皮肤出现问题时，需要来这里治疗。

与医学相关的职业

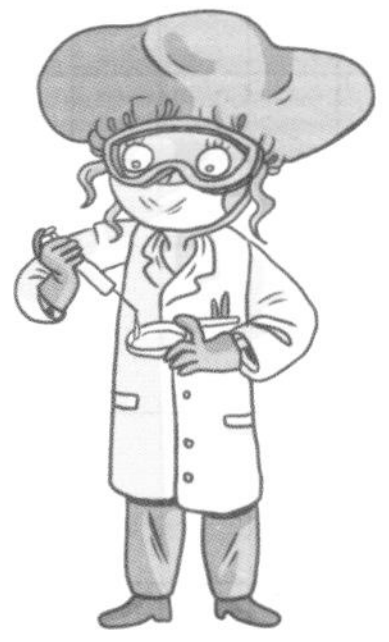

医学科学家

医学科学家的研究让我们了解疾病发生的原因及其在体内发展的过程，并找到治疗方法。他们分析各种器官的功能，研究基因中存储的各种信息，努力推动医学的发展，让我们更了解自己的身体，减少对疾病的恐惧。

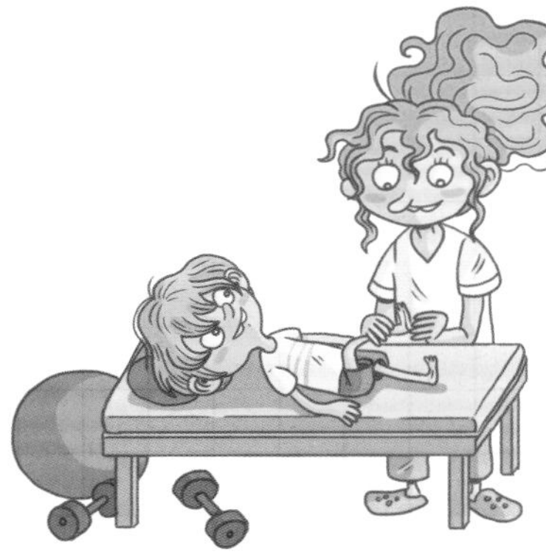

物理治疗师

物理治疗师对身体恢复的原理非常了解，他们通过安排合理的治疗和锻炼，帮助我们在事故、骨折或手术后恢复健康。当我们身体的某些部位不能自如地活动时，物理治疗师也会帮助我们解决问题。

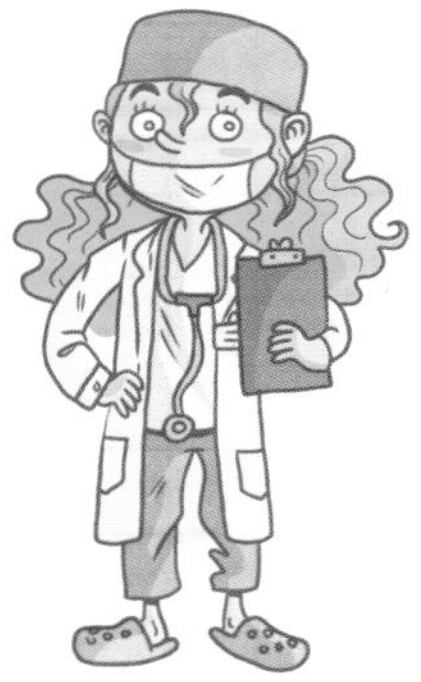

医生

医生是为我们治病的人。经过长期的学习和科学研究，他们能够诊断疾病，并给出治疗方案，开具检查项目和药品处方。医生具有不同的专业性，不同的疾病需要找不同的医生来治疗。

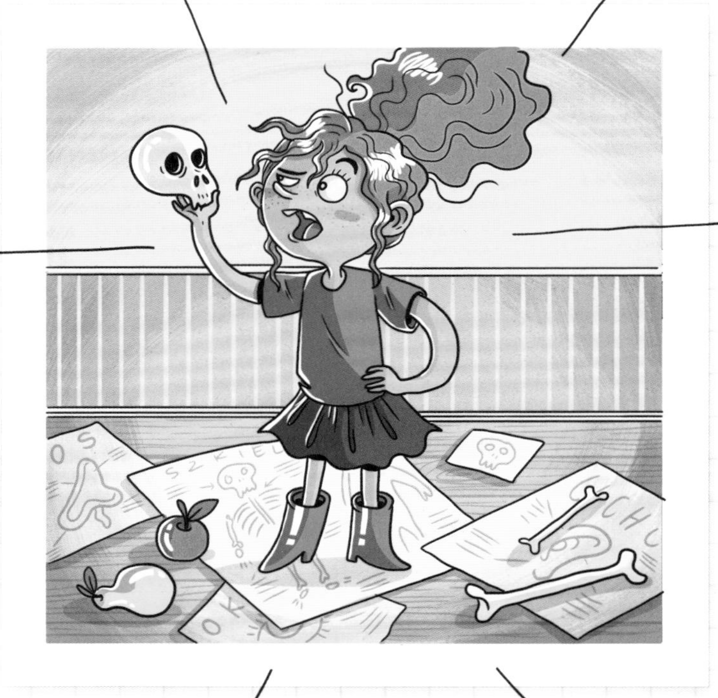

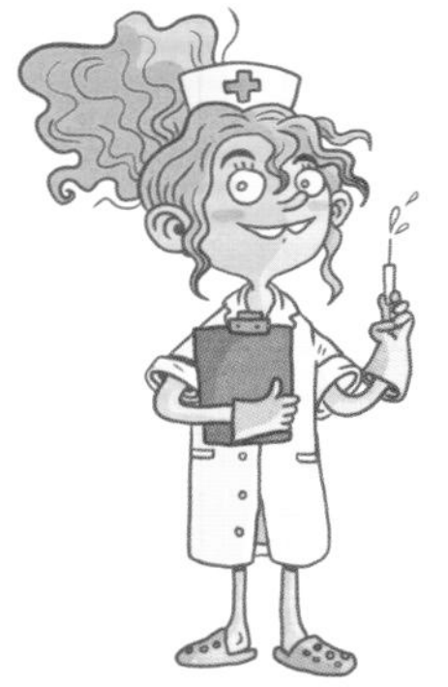

护士

护士会帮助医生照顾患者。主要工作是注射、检查、更换敷料、发放药物，并在治疗和手术中给予医生协助。护士非常重要，如果缺乏这一工种，诊所和医院将无法运转。

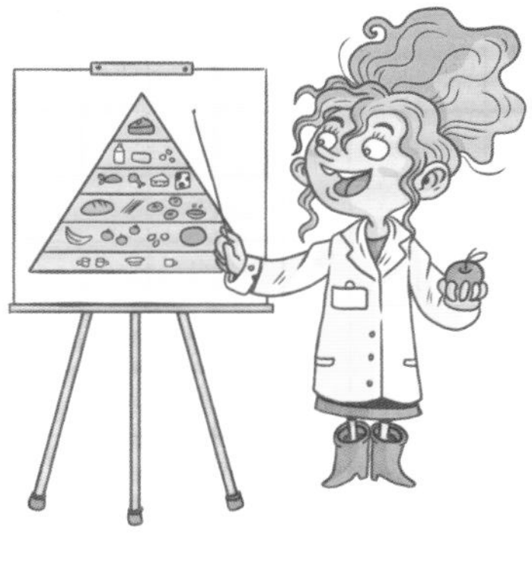

营养师

当人们减肥、生病或对某些东西过敏时，营养师会给出专业的饮食建议。不同年龄、不同健康状况的人所需的营养也不同，营养师会根据他们的身体情况，安排适合他们的饮食。

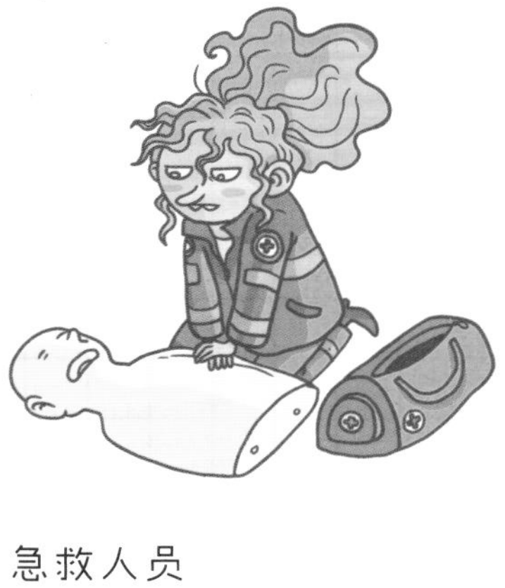

急救人员

急救人员总是会在第一时间乘坐救护车奔赴急救现场。他们往往有很强的抗压能力，因为他们每天都在同时间赛跑，尽力抢救各种危重患者。他们会给伤者提供药物并使用特殊的急救设备。有时，他们还会为需要的人提供急救培训。

著名的医护贡献者

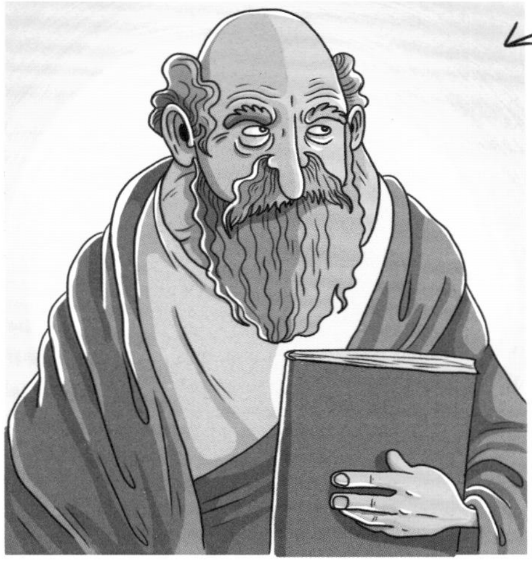

希波克拉底（前460年—前370年）

古希腊医生，被称为“医学之父”。希波克拉底生活在公元前5世纪，从小跟随父亲学医，学成后游历四方，沿途医治患者，丰富自己的医学知识。他在对待患者的时候很注重职业道德，提出了著名的《希波克拉底誓言》。即使在今天，很多国家的医生就业时也会宣读这个特殊的誓言，承诺为人类的生命和健康服务，丰富自己的知识并尊重自己的职业。

弗洛伦斯·南丁格尔（1820—1910）

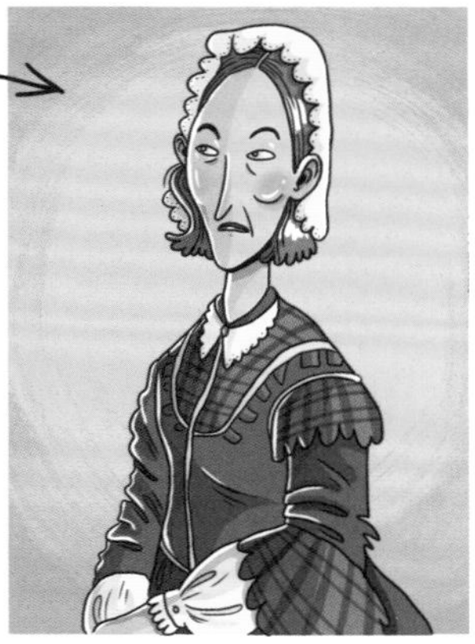

现代护理事业的先驱。她出身于英国上流社会家庭，她的父亲非常关注她的综合教育。当她决定成为一名护士时遭到了全家的反对，在当时也受到了很大的非议，因为在那个年代，护士大多来自社会的下层。她因在克里米亚战争期间组织照顾受伤的士兵而闻名。1860年，她在伦敦的圣多马医院创办了世界上第一所正规的护士学校，并撰写了照顾患者的方法以及护理行业应遵循的规则。

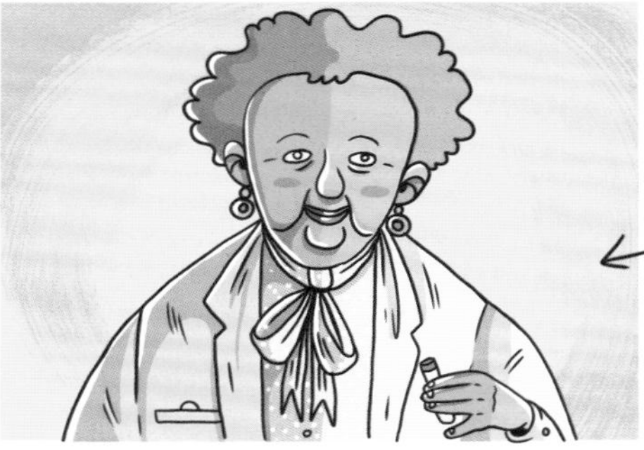

格特鲁德·B.埃利恩（1918—1999）

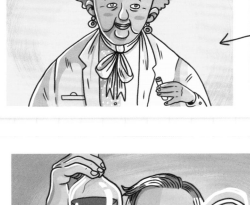

生物化学家和药理学家，1988年诺贝尔生理学或医学奖获得者。在她15岁时，她的祖父死于癌症，她下决心要找到治愈这种疾病的方法。她的研究彻底改变了新药研发的传统手段，并因此获得诺贝尔奖。她的偶像是著名的微生物学家、化学家路易斯·巴斯德。

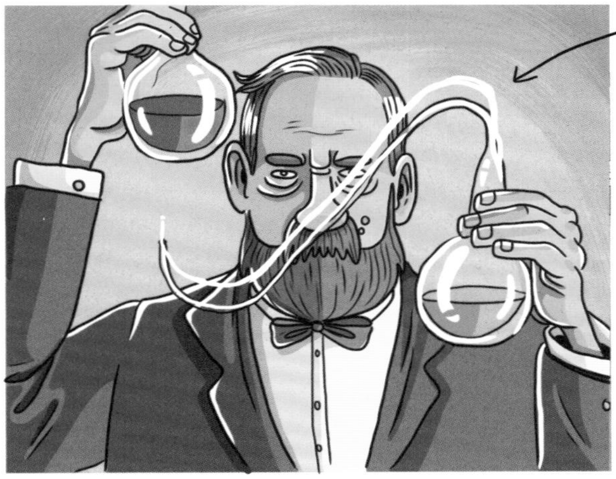

路易斯·巴斯德（1822—1895）

法国化学家和微生物学家。他长时间在显微镜下工作，把生命献给了微生物研究。他证实了发酵是由微生物引起的，并发现有的疾病是由细菌感染引起的。他的发现帮助人类在鸡霍乱、炭疽病等疾病上取得了重要突破，他创造的“巴氏杀菌法”，至今仍在造福人类。

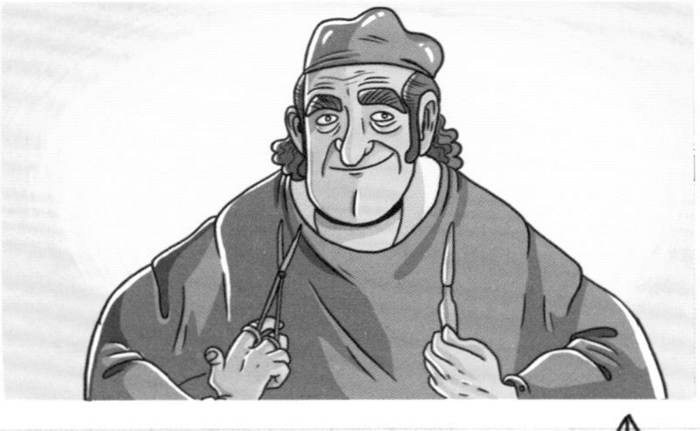

威廉·康拉德·伦琴（1845—1923）

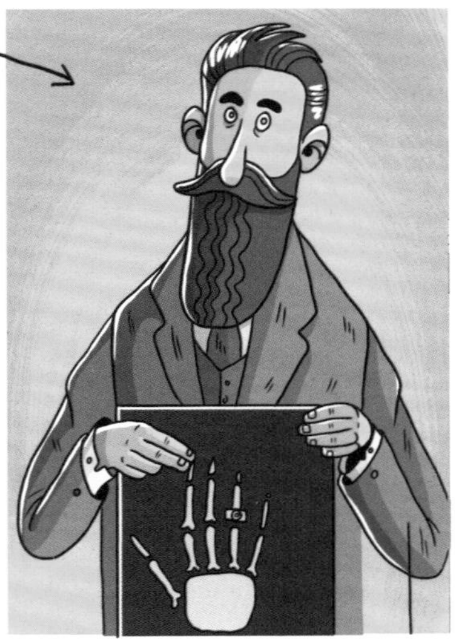

德国物理学家，1895年，他发现了X射线，并以妻子的手为对象拍下了第一张X光片。通过X光片可以观察身体的多个部位，在医学诊断上被广泛应用。伦琴也因这一重大发现获得了1901年的诺贝尔物理学奖。

兹比格涅夫·莱利加（1939—2009）

波兰著名的心脏外科医生。他毕生致力于医学研究工作，是波兰第一位实施心脏移植手术的医生。他的患者塔德乌什·热特凯维奇在61岁时（1987年）接受了移植心脏，并活到91岁。莱利加是电影《心脏移植医师》主角的原型。

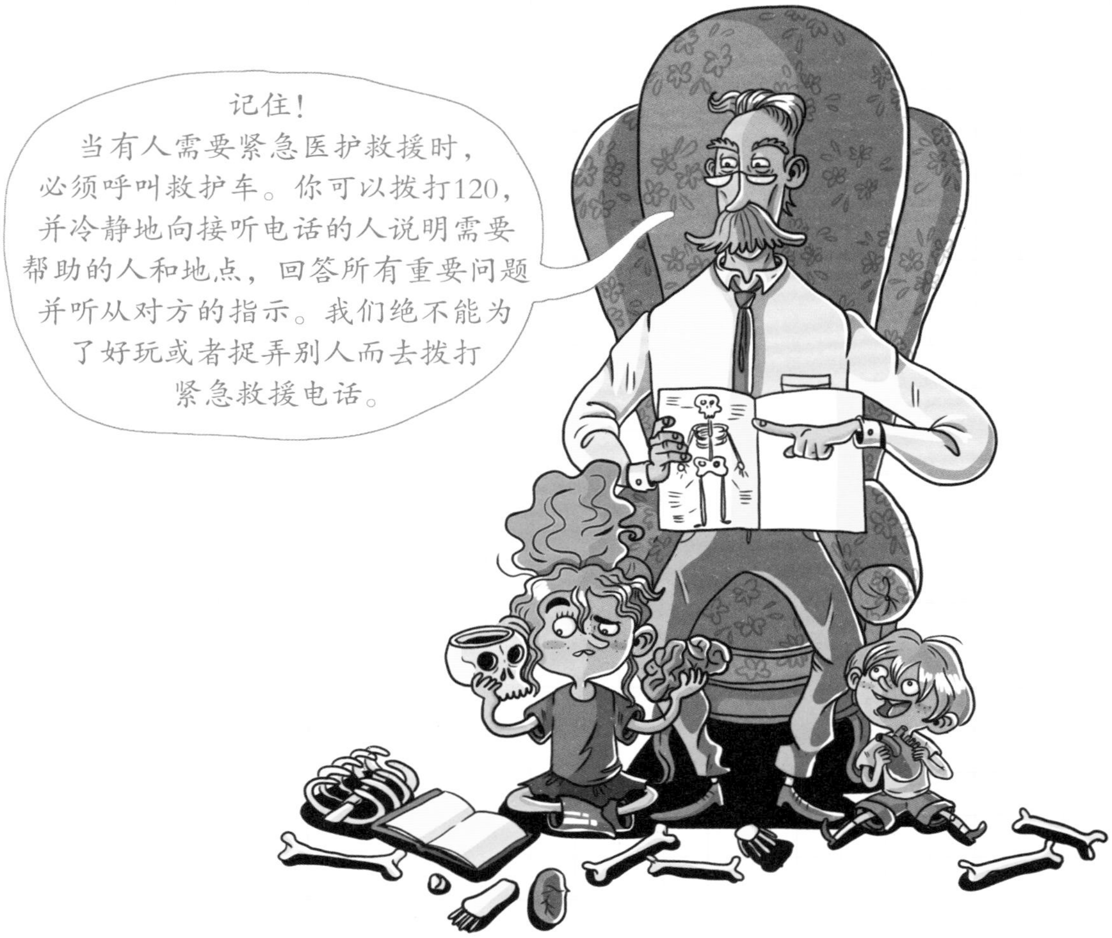
记住！
当有人需要紧急医护救援时，
必须呼叫救护车。你可以拨打120，
并冷静地向接听电话的人说明需要
帮助的人和地点，回答所有重要问题
并听从对方的指示。我们绝不能为
了好玩或者捉弄别人而去拨打
紧急救援电话。

图书在版编目（CIP）数据

人体是如何工作的/（波）乔安娜·康恰克，（波）卡塔日娜·皮茨卡著；（波）尼考拉·库哈尔斯卡绘；俞佳译. —北京：中国轻工业出版社，2023.12

ISBN 978-7-5184-4063-4

Ⅰ.①人… Ⅱ.①乔… ②卡… ③尼… ④俞… Ⅲ.①人体—少儿读物 Ⅳ.①R32-49

中国版本图书馆CIP数据核字（2022）第124631号

责任编辑：熊　隽
策划编辑：熊　隽　　责任终审：张乃柬　　封面设计：董　雪
版式设计：锋尚设计　　责任校对：吴大朋　　责任监印：张京华

出版发行：中国轻工业出版社（北京东长安街6号，邮编：100740）
印　　刷：北京博海升彩色印刷有限公司
经　　销：各地新华书店
版　　次：2023年12月第1版第2次印刷
开　　本：787×1092　1/8　印张：5
字　　数：150千字
书　　号：ISBN 978-7-5184-4063-4　定价：79.00元
邮购电话：010-65241695
发行电话：010-85119835　传真：85113293
网　　址：http://www.chlip.com.cn
Email：club@chlip.com.cn
如发现图书残缺请与我社邮购联系调换
231916E1C102ZYQ

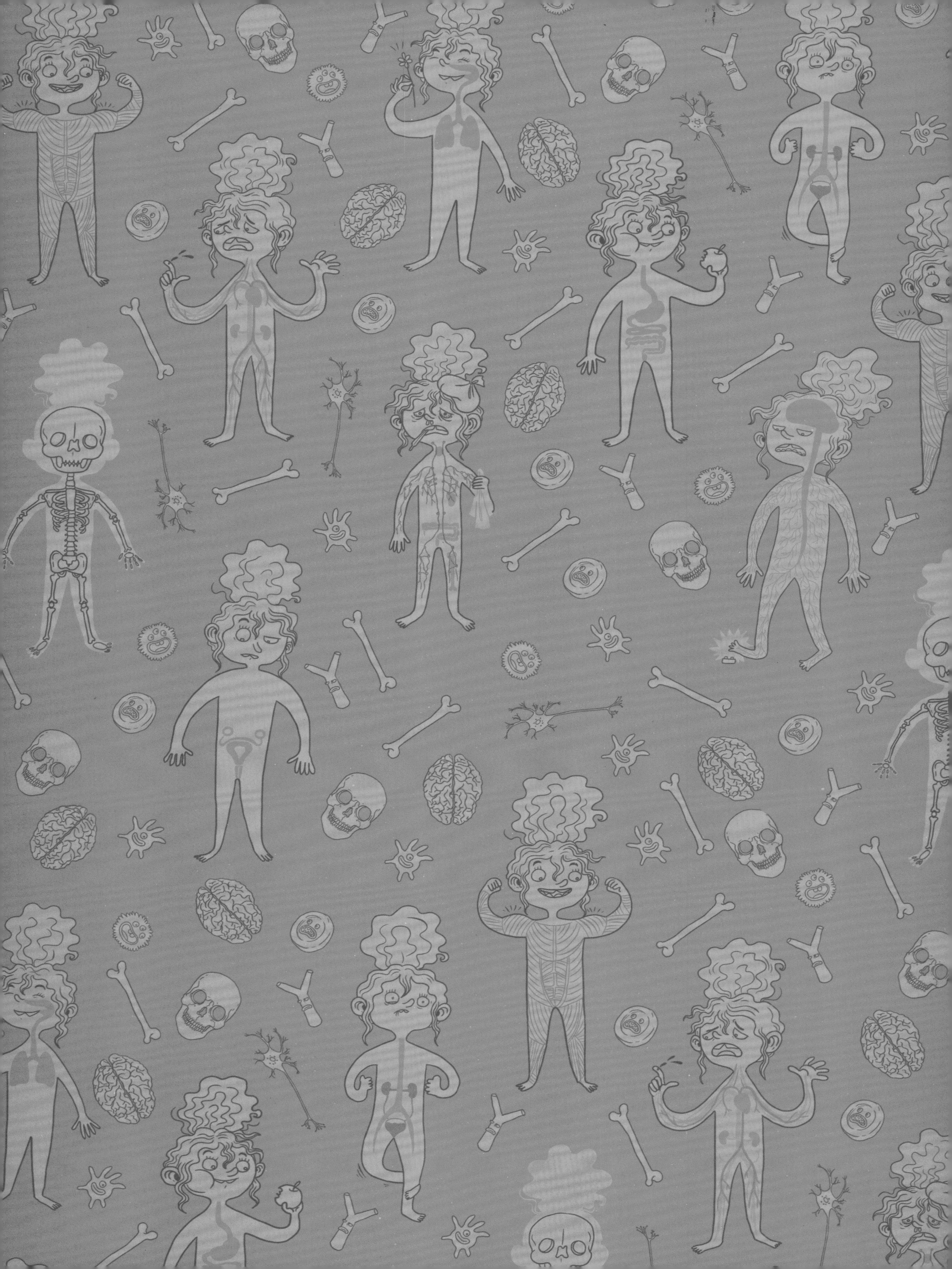